Princípios básicos para a assistência de enfermagem ao paciente crítico e em centro cirúrgico

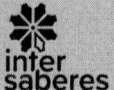

Princípios básicos para a assistência de enfermagem ao paciente crítico e em centro cirúrgico

Saimon da Silva Nazário
Leia Regina da Silva
Anna Beatriz de Lacerda Pinto Naumes
Vanderlúcia Ribeiro de Souza Lisboa
Moara Avila de Jesus Moreira
Andréa dos Santos Albuquerque Van-dúnem

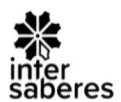

Rua Clara Vendramin, 58 . Mossunguê . CEP 81200-170
Curitiba . PR . Brasil . Fone: (41) 2106-4170
www.intersaberes.com . editora@intersaberes.com

Conselho editorial
Dr. Alexandre Coutinho Pagliarini
Dr.ª Elena Godoy
Dr. Neri dos Santos
M.ª Maria Lúcia Prado Sabatella

Editora-chefe
Lindsay Azambuja

Gerente editorial
Ariadne Nunes Wenger

Assistente editorial
Daniela Viroli Pereira Pinto

Preparação de originais
Palavra Arteira Edição e Revisão de Textos

Edição de texto
Arte e Texto Edição e Revisão de Textos
Palavra do Editor
Tiago Krelling Marinaska

Capa
Charles L. da Silva (*design*)
David Gyung/Shutterstock (imagem)

Projeto gráfico
Charles L. da Silva (*design*)
scoutori/Shutterstock (imagem)

Diagramação
Regiane Rosa

Designer responsável
Charles L. da Silva

Iconografia
Maria Elisa Sonda
Regina Claudia Cruz Prestes

Dados Internacionais de Catalogação na Publicação (CIP)
(Câmara Brasileira do Livro, SP, Brasil)

Princípios básicos para a assistência de enfermagem ao paciente crítico e em centro cirúrgico / Saimon da Silva Nazário...[et al.]. Curitiba, PR : InterSaberes, 2023.

Outros autores: Leia Regina da Silva, Anna Beatriz de Lacerda Pinto Naumes, Vanderlúcia Ribeiro de Souza Lisboa, Moara Avila de Jesus Moreira, Andréa dos Santos Albuquerque Van-dúnem

Bibliografia.
ISBN 978-85-227-0755-3

1. Centros cirúrgicos 2. Doentes em estado crítico - Cuidado e tratamento 3. Enfermagem 4. Enfermagem em cirurgia 5. Enfermagem em emergências I. Nazário, Saimon da Silva. II. Silva, Leia Regina da. III. Naumes, Anna Beatriz de Lacerda Pinto. IV. Lisboa, Vanderlúcia Ribeiro de Souza. V. Moreira, Moara Avila de Jesus. VI. Van-dúnem, Andréa dos Santos Albuquerque. VII. Título.

23-164090 CDD-610.7361
NLM-WY 150

Índices para catálogo sistemático:
1. Emergências : Enfermagem : Ciências médicas 610.7361
Cibele Maria Dias – Bibliotecária – CRB-8/9427

1ª edição, 2024.
Foi feito o depósito legal.

Informamos que é de inteira responsabilidade dos autores a emissão de conceitos.

Nenhuma parte desta publicação poderá ser reproduzida por qualquer meio ou forma sem a prévia autorização da Editora InterSaberes.

A violação dos direitos autorais é crime estabelecido na Lei n. 9.610/1998 e punido pelo art. 184 do Código Penal.

Sumário

09 *Apresentação*
11 *Como aproveitar ao máximo este livro*

Capítulo 1
15 **Cuidado indireto: o enfermeiro no Centro de Material e Esterilização**
17 1.1 Estruturação e conceitos iniciais do Centro de Material e Esterilização
43 1.2 Fluxogramas para o processamento de materiais
45 1.3 Legislações e resoluções aplicadas ao Centro de Material e Esterilização
47 1.4 Gestão de Resíduos de Serviços de Saúde
48 1.5 O papel do enfermeiro na gestão do Centro de Material e Esterilização

Capítulo 2
55 **Assistência ao paciente no período pré-operatório**
57 2.1 Aproximações iniciais em centro cirúrgico
60 2.2 Controle de infecção hospitalar em centro cirúrgico
67 2.3 Cuidados de enfermagem
69 2.4 Anamnese e exame físico do paciente pré-operatório
71 2.5 Avaliação e controle de riscos

Capítulo 3

77 **Assistência ao paciente no período intraoperatório**

79   3.1 Tempos cirúrgicos
85   3.2 Noções de estrutura, fluxos e equipamentos em centro cirúrgico
87   3.3 Nomenclaturas e terminologias para registro
92   3.4 Aspectos farmacológicos e cuidados de enfermagem
99   3.5 Circulação e organização da sala cirúrgica
100   3.6 Humanização da assistência de enfermagem em centro cirúrgico

Capítulo 4

105 **Assistência de enfermagem ao paciente no período pós-operatório**

107   4.1 A sala de recuperação pós-anestésica
110   4.2 Aplicação de escalas e avaliação do estado geral
114   4.3 Alguns aspectos da anestesia e cuidados de enfermagem
116   4.4 Intercorrências e complicações frequentes do período pós-operatório
122   4.5 Processo de enfermagem: avaliação e continuidade do cuidado

Capítulo 5

131 **Assistência de enfermagem em centro cirúrgico: gestão do cuidado**

133   5.1 Processo saúde-doença do profissional que atua em centro cirúrgico
139   5.2 Bioética no cuidado com o paciente e a família
145   5.3 Modelos de assistência de enfermagem perioperatória

149   5.4 Sistematização da Assistência de Enfermagem Perioperatória

154   5.5 Registro da assistência de enfermagem ao paciente em centro cirúrgico

Capítulo 6

163   **O papel do enfermeiro na atenção ao paciente crítico**

168   6.1 Etapas do Suporte Básico de Vida

176   6.2 As diferentes áreas de atuação em cuidados intensivos

180   6.3 Os aspectos da gestão da atenção ao paciente crítico

182   6.4 Os elementos da gestão de riscos

188   6.5 O papel da enfermagem em urgências e emergências clínicas e cirúrgicas

207   *Considerações finais*

211   *Lista de siglas*

213   *Referências*

235   *Apêndice*

237   *Respostas*

245   *Sobre os autores*

Apresentação

Caro leitor, a presente obra traz até você os principais aspectos da assistência de enfermagem ao paciente crítico e em centro cirúrgico (CC). Dividido em seis capítulos, este livro foi elaborado tendo em vista a importância que a enfermagem tem na orientação e nos cuidados específicos do ambiente de CC e do paciente que está sob esses cuidados.

No Capítulo 1, apresentamos o Centro de Material e Esterilização (CME) e os principais conceitos e fluxos de trabalho relativos a esse espaço, bem como as legislações que tratam do tema e aspectos inerentes ao cuidado com os resíduos que são gerados nos processos. Também enfocamos as funções exercidas pelo enfermeiro nesse setor.

No Capítulo 2, versamos sobre o cuidado do paciente no período pré-operatório, abordando os cuidados mais importantes, as formas de precaução para o controle de infecções e o controle de riscos inerentes aos pacientes nessa fase. Também discutimos a importância do conhecimento clínico por parte do profissional a fim de que possa realizar uma boa anamnese e um exame físico detalhado.

Já no Capítulo 3 discorremos sobre os cuidados da enfermagem com o paciente no período intraoperatório, que é o período cirúrgico propriamente dito. Examinamos as funções assumidas pela equipe de enfermagem na assistência aos pacientes nessa fase, enfatizando a importância dos conhecimentos específicos dos profissionais em relação aos processos que devem ser realizados.

No Capítulo 4, por sua vez, tratamos dos cuidados que devem ser tomados em relação ao paciente no período pós-operatório, ou seja, logo após o procedimento cirúrgico. Abordamos as principais complicações que os pacientes podem apresentar nesse período e as funções dos profissionais na sala de recuperação pós-anestésica (SRPA), bem como a relevância do treinamento e do preparo de toda a equipe de enfermagem a fim de responder o mais rápido possível a quaisquer intercorrências que possam surgir nessa fase.

No Capítulo 5, enfocamos a assistência de enfermagem no CC. Destacamos os papéis dos profissionais que trabalham no CC e fatores que podem fortalecer ou prejudicar a saúde desses profissionais, por conta do alto estresse relacionado a esse ambiente. Apresentamos alguns modelos de assistência de enfermagem perioperatória e a forma como estes se organizam, além de mostrar os elementos essenciais ao correto registro de enfermagem.

No Capítulo 6, por fim, analisamos o papel do enfermeiro na assistência ao paciente crítico. Identificamos as fases do gerenciamento de riscos relacionados à assistência e algumas situações de emergência clínica e cirúrgica, pontuando como se deve proceder diante delas. Também descrevemos como coordenar as ocorrências do Suporte Básico de Vida (SBV).

Além de todos os conhecimentos técnicos que este livro aborda, disponibilizamos questões práticas para reflexão e fixação dos conteúdos. Esperamos que esta obra seja útil para os profissionais de enfermagem, permitindo-lhes realizar o cuidado e orientar os pacientes de forma assertiva e mais segura.

Como aproveitar ao máximo este livro

Empregamos nesta obra recursos que visam enriquecer seu aprendizado, facilitar a compreensão dos conteúdos e tornar a leitura mais dinâmica. Conheça a seguir cada uma dessas ferramentas e saiba como estão distribuídas no decorrer deste livro para bem aproveitá-las.

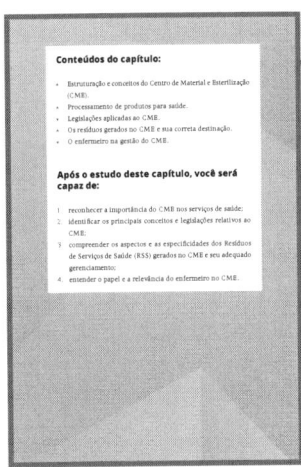

Conteúdos do capítulo:

Logo na abertura do capítulo, relacionamos os conteúdos que nele serão abordados.

Após o estudo deste capítulo, você será capaz de:

Antes de iniciarmos nossa abordagem, listamos as habilidades trabalhadas no capítulo e os conhecimentos que você assimilará no decorrer do texto.

Importante!

Algumas das informações centrais para a compreensão da obra aparecem nesta seção. Aproveite para refletir sobre os conteúdos apresentados.

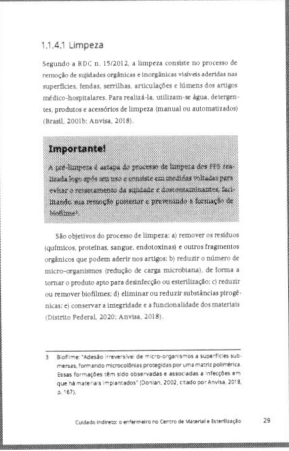

Preste atenção!

Apresentamos informações complementares a respeito do assunto que está sendo tratado.

Curiosidade

Nestes boxes, apresentamos informações complementares e interessantes relacionadas aos assuntos expostos no capítulo.

Para saber mais

Sugerimos a leitura de diferentes conteúdos digitais e impressos para que você aprofunde sua aprendizagem e siga buscando conhecimento.

Síntese

Ao final de cada capítulo, relacionamos as principais informações nele abordadas a fim de que você avalie as conclusões a que chegou, confirmando-as ou redefinindo-as.

Questões para revisão

Ao realizar estas atividades, você poderá rever os principais conceitos analisados. Ao final do livro, disponibilizamos as respostas às questões para a verificação de sua aprendizagem.

Questões para reflexão

Ao propormos estas questões, pretendemos estimular sua reflexão crítica sobre temas que ampliam a discussão dos conteúdos tratados no capítulo, contemplando ideias e experiências que podem ser compartilhadas com seus pares.

Capítulo 1
Cuidado indireto: o enfermeiro no Centro de Material e Esterilização

Leia Regina da Silva

Conteúdos do capítulo:

- Estruturação e conceitos do Centro de Material e Esterilização (CME).
- Processamento de produtos para saúde.
- Legislações aplicadas ao CME.
- Os resíduos gerados no CME e sua correta destinação.
- O enfermeiro na gestão do CME.

Após o estudo deste capítulo, você será capaz de:

1. reconhecer a importância do CME nos serviços de saúde;
2. identificar os principais conceitos e legislações relativos ao CME;
3. compreender os aspectos e as especificidades dos Resíduos de Serviços de Saúde (RSS) gerados no CME e seu adequado gerenciamento;
4. entender o papel e a relevância do enfermeiro no CME.

O Centro de Material e Esterilização (CME) é um dos setores primordiais nos serviços de saúde, uma vez que está diretamente ligado à qualidade assistencial ao paciente. Neste capítulo, apresentaremos os principais conceitos e fluxos de trabalho relativos ao CME, bem como as legislações que tratam do assunto e os aspectos relacionados ao cuidado com os resíduos gerados.

O profissional enfermeiro é protagonista no gerenciamento do CME. Assim, abordaremos as funções e o papel desse profissional na execução das atividades desse setor.

1.1 Estruturação e conceitos iniciais do Centro de Material e Esterilização

A legislação conceitua os Estabelecimentos de Assistência à Saúde ou Estabelecimentos Assistenciais de Saúde (EAS) como qualquer edificação e/ou unidade destinada à prestação de assistência à saúde da população, que demande o acesso de pacientes, em regime de internação ou não, qualquer que seja seu nível de complexidade, conforme a Resolução da Diretoria Colegiada (RDC) n. 50, de 21 de fevereiro de 2002 (Brasil, 2002).

Os EAS são compostos por diversas unidades, com estrutura e funções específicas. Entre essas unidades, destacamos o Centro de Material e Esterilização (CME). Trata-se de um ambiente crucial para o funcionamento dos serviços de saúde, uma vez que, do mais simples curativo ao procedimento cirúrgico mais complexo, os produtos para saúde (PPS) que são utilizados carecem de processamento realizado nesse setor.

Conforme estabelecido pela Agência Nacional de Vigilância Sanitária (Anvisa, 2018, p. 159),

> Atualmente, o CME tem como missão fornecer produtos para saúde [PPS] seguramente processados, transformando produtos sujos e contaminados em limpos, desinfetados ou esterilizados e ainda funcionalmente efetivos, com garantias de que os parâmetros preestabelecidos foram atingidos e que são rastreáveis e reprodutíveis, conferindo segurança às práticas.

O processamento de PPS é complexo e de extrema relevância quando consideramos o controle de infecção e a segurança dos pacientes. Essa afirmação pode ser comprovada com base nos dados divulgados pela Anvisa, os quais nos mostram que, no Brasil, no período de 1998 a janeiro de 2023, foram identificados 3.203 casos de infecções pós-cirúrgicas causadas por micobactéria de crescimento rápido (MCR) e relacionadas à contaminação de instrumentais (Anvisa, 2023b).

O Brasil dispõe de um arcabouço legal que trata do tema, e as legislações apresentam os critérios para o funcionamento e a organização tanto dos CMEs estabelecidos nos serviços de saúde quanto das empresas que realizam o processamento de materiais.

Diante da relevância do CME no cerne de um serviço de saúde, entende-se que esse setor deva contar com estrutura física, equipamentos, fluxos, procedimentos operacionais e registros adequados, bem como equipes capacitadas, experientes e em quantidade suficiente para garantir a qualidade do trabalho que realiza, de forma a minimizar riscos à saúde das pessoas atendidas. Levando em conta tais premissas, passaremos a tratar, na sequência, dos principais aspectos dos CMEs.

1.1.1 Conceito do Centro de Material e Esterilização

Encontramos a definição do CME na RDC n. 15, de 15 de março de 2012 (Brasil, 2012), da Anvisa. Essa norma dispõe sobre os requisitos de boas práticas para o processamento de produtos para saúde e conceitua o CME como a unidade funcional destinada ao processamento de produtos para saúde dos serviços de saúde.

> Até o início da década de 1940, a limpeza, o preparo e o armazenamento dos materiais eram realizados pela equipe de enfermagem das próprias unidades [assistenciais]. O CME se encarregava exclusivamente de esterilizar materiais e, portanto, a dinâmica do serviço era descentralizada. Em meados da década de 1950, surgiram os CME parcialmente centralizados, nos quais uma parcela dos instrumentais e artigos começou a ser preparada e esterilizada. O avanço tecnológico das últimas décadas do século XX levou ao desenvolvimento vertiginoso dos procedimentos anestésico-cirúrgicos, o que tornou os artigos e equipamentos cada vez mais complexos e sofisticados. Assim, se firmou a necessidade do aprimoramento contínuo dos processos de limpeza, preparo, desinfecção, esterilização, controle e armazenagem de todo este material [afirmando a importância do CME]. (Florêncio; Carvalho; Barbosa, 2011, p. 32)

Moura et al. (2021, p. 60843) corroboram que a missão do CME é "prover para os serviços assistenciais e de diagnóstico, os materiais processados, garantindo a quantidade e a qualidade necessárias para uma assistência segura". Assim, essa importante unidade funcional é destinada à recepção, à limpeza, à descontaminação, ao preparo, à esterilização, à guarda e à distribuição dos materiais utilizados nos serviços de saúde. São elencadas como finalidades desse setor (Anvisa, 2018, p. 160):

- Realizar e padronizar as técnicas de recepção, limpeza, inspeção, preparo, acondicionamento, desinfecção, esterilização, guarda e distribuição dos produtos para a saúde, assegurando a qualidade e a otimização de recursos humanos, insumos, equipamentos e tempo;
- Treinar recursos humanos [equipe técnica] para as atividades específicas do CME, conferindo-lhes maior produtividade e qualidade na assistência prestada;
- Garantir a previsão e provisão de produtos e insumos, a fim de atender prontamente às necessidades de quaisquer serviços de saúde, especialmente as unidades de atividades cirúrgicas.

Um Comitê de Processamento de Produtos para Saúde (CPPS), composto, minimamente, por um representante da diretoria do serviço de saúde e por profissionais do CME, do serviço de enfermagem, da equipe médica e da Comissão de Controle de Infecção Hospitalar (CCIH), deve ser instituído nos serviços de saúde que realizem mais de 500 cirurgias por mês (excluindo partos), segundo a RDC n. 15/2012. Entre as atribuições do CPPS está a definição dos PPS que serão adquiridos e processados no CME, bem como: definir os equipamentos que serão utilizados; avaliar a empresa que fará o reprocessamento dos PPS, quando de forma terceirizada; avaliar e aprovar indicadores de qualidade; manter as informações e os registros atualizados (Brasil, 2012).

As equipes de trabalho dos CMEs são tradicionalmente compostas por enfermeiros e técnicos/auxiliares de enfermagem. Florêncio, Carvalho e Barbosa (2011) reforçam que esses profissionais têm ativa responsabilidade no combate às infecções hospitalares e, consequentemente, na segurança dos pacientes. No entanto, Moura et al. (2021) informam que, historicamente, o CME é um setor que recebia trabalhadores com algum problema de saúde ou comportamentais, com dificuldade de relacionamento ou aqueles que não tinham domínio sobre os cuidados diretos aos pacientes; isso colocava em risco a qualidade das atividades desenvolvidas no setor, razão pela qual este é ainda desvalorizado por muitos profissionais do hospital.

A presença obrigatória de um responsável técnico, imposta pela RDC n. 15/2012, bem como a regulamentação das atribuições dos enfermeiros coordenadores do CME, descritas na Resolução n. 424, de 19 de abril de 2012, do Conselho Federal de Enfermagem (Cofen, 2012), visam qualificar a equipe e garantir a qualidade dos processos realizados.

1.1.2 Estrutura física do Centro de Material e Esterilização

A definição das áreas que compõem o CME está prevista em legislação sanitária e é condicionada à categoria a que o CME pertence. A RDC n. 15/2012 classifica o CME em dois tipos: CME Classe I e CME Classe II, conforme as definições a seguir:

- **CME Classe I**: "é aquele que realiza o processamento de produtos para a saúde não críticos, semicríticos e críticos de conformação não complexa, passíveis de processamento" (Brasil, 2012). Isto é, são locais onde podem ser processados PPS "de superfícies internas e externas que podem ser atingidas por escovação durante o processo de limpeza [e] diâmetros superiores a cinco milímetros nas estruturas tubulares" (Anvisa, 2018, p. 159).
- **CME Classe II**: "é aquele que realiza o processamento de produtos para a saúde não críticos, semicríticos e críticos de conformação complexa e não complexa, passíveis de processamento"

(Brasil, 2012). Isso significa que, nesse tipo de CME, podem ser processados PPS "com lúmens[1] inferiores a cinco milímetros ou com fundo cego, espaços internos inacessíveis para fricção direta, reentrâncias ou válvulas" (Anvisa, 2018, p. 159).

É possível perceber que essa classificação leva em consideração a complexidade dos PPS que serão processados. Dessa forma, a legislação preconiza estruturas físicas distintas para cada uma das classes, conforme apresentamos no Quadro 1.1, a seguir.

Quadro 1.1 – Estrutura física do CME de acordo com sua classificação

CME Classe I	CME Classe II
I – Área de recepção e limpeza II – Área de preparo e esterilização III – Sala de desinfecção química, quando aplicável; IV – Área de monitoramento do processo de esterilização; V – Área de armazenamento e distribuição de materiais esterilizados. **Observação:** Necessidade mínima de barreira técnica no expurgo. Esta barreira consiste em um conjunto de medidas comportamentais dos profissionais de saúde visando à prevenção de contaminação cruzada entre o ambiente sujo e o ambiente limpo, na ausência de barreiras físicas.	I – Sala de recepção e limpeza (fisicamente isolada, com lavadora ultrassônica com retrofluxo, secadora e água purificada para o enxágue final) II – Sala de preparo e esterilização; III – Sala de desinfecção química, quando aplicável; IV – Área de monitoramento do processo de esterilização; V – Sala de armazenamento e distribuição de materiais esterilizados. **Observação:** Obrigatoriedade de barreira física isolando o expurgo das demais áreas. Adicionalmente, o CME classe II que recebe material consignado deve dispor de uma área exclusiva para recepção, conferência e devolução destes, dimensionada conforme o volume de trabalho.

Fonte: Anvisa, 2018, p. 159.

---

1   Lúmen: parte interna de PPS, geralmente de difícil processamento. São exemplos de PPS com lúmen: cânulas oftalmológicas, laparoscópicos, cateteres, entre outros.

A estrutura física do CME deve ser dividida de acordo com as atividades que serão realizadas no setor (recepção, limpeza, preparo, desinfecção ou esterilização, armazenagem e distribuição), e o dimensionamento das áreas ou salas deve considerar o volume diário de materiais utilizados no EAS.

É crucial que a distribuição espacial das áreas e salas esteja projetada de modo a garantir um fluxo adequado dos materiais e da equipe de trabalho, sendo que os PPS devem ser encaminhados sempre do setor mais sujo para o setor mais limpo (Anvisa, 2018) de uma forma unidirecional e com barreiras físicas entre as áreas, conforme demonstramos na Figura 1.1.

Figura 1.1 – Fluxo de materiais no CME

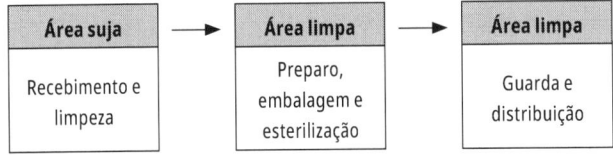

Como vimos anteriormente, para cada categoria de CME há necessidades de áreas ou salas[2] específicas para o desenvolvimento das atividades. Assim, apresentamos a seguir a definição, a finalidade e os principais equipamentos e mobiliários de cada um desses locais.

- **Sala de recepção e limpeza (setor sujo)** – Esse ambiente é destinado à recepção dos produtos sujos para fazer a limpeza, podendo ainda ser utilizado para realizar a guarda temporária

---

2 "**Área**: ambiente aberto, sem paredes em uma ou mais de uma das faces. [...] **sala**: ambiente envolto por paredes em todo seu perímetro e com porta(s)" (Brasil, 2007).

de resíduos (Brasil, 2018). Deve ser composto de área para recepção, descontaminação e separação de materiais e área para a lavagem dos materiais, sendo obrigatória a separação física dessas áreas das demais. Essas áreas devem dispor de pelo menos uma bancada com dimensões que permitam a conferência dos materiais de forma a garantir a segurança do processo, bem como recipientes para descarte de materiais perfurocortantes e de resíduo biológico (Brasil, 2002, 2012). O local deve ter pia com cuba funda para evitar respingos e em número suficiente para a quantidade de produtos; torneiras com água quente e fria; bancadas para acomodar recipientes para soluções; pistola de água sob pressão para limpeza manual de produtos com lúmen e ar comprimido medicinal; gás inerte ou ar filtrado, seco e isento de óleo para secagem dos produtos (Brasil, 2002).

- **Sala de desinfecção (setor limpo)** – Os CMEs voltados à desinfecção química devem ter uma sala exclusiva para realizar a limpeza e a desinfecção química dos PPS. "Deve ser equipada com bancadas contendo uma cuba para limpeza e uma cuba para enxágue, as quais devem permitir a imersão completa dos produtos ou equipamentos" e com distanciamento "suficiente para evitar a transferência acidental de líquidos de uma para outra" (Anvisa, 2018, p. 161).

- **Sala de preparo e esterilização (setor limpo)** – Nesse ambiente, são realizadas a inspeção e a esterilização dos produtos que já foram limpos. "Todas as estações de trabalho nesta área devem possuir cadeiras ou bancos ergonômicos com altura regulável" (Anvisa, 2018, p. 161), lugares adequados para guarda de embalagens para esterilização e produtos que aguardam esterilização, além de equipamentos para transporte e selagem dos materiais (Brasil, 2012). Os equipamentos esterilizadores (autoclaves e, opcionalmente, equipamentos de esterilização à baixa temperatura) devem ser dimensionados conforme o tipo de produto a ser esterilizado e a demanda do serviço (Anvisa, 2018).

- **Sala de armazenamento e distribuição (setor limpo)** – "Ambiente que centraliza todos os produtos já processados" (Brasil, 2018, p. 162). Esse local deve ser de acesso restrito, não podendo existir área de circulação, mesmo que temporariamente. Com relação ao mobiliário, as prateleiras devem ser "de material não poroso, resistente à limpeza úmida e ao uso de produtos saneantes" (Brasil, 2012). "Neste ambiente, é fundamental o controle de eventos relacionados que possam causar danos ao sistema de barreira estéril e comprometer a manutenção de sua esterilidade" (Anvisa, 2018, p. 162).

Além dos ambientes técnicos que apresentamos, com a finalidade de garantir o fluxo adequado dos trabalhadores, nos CMEs Classe II são necessários os chamados *ambientes de apoio* (Brasil, 2002). São exemplos desses ambientes: sanitários com vestiário para funcionários dos setores limpos separados daqueles dos setores sujos; depósito(s) de material de limpeza (DML); sala administrativa e área de manutenção (Brasil, 2002).

Importante ressaltar que, para cada uma das salas ou áreas, a depender da atividade realizada, há necessidade de climatização, ventilação e iluminação específicas, bem como utilização de equipamentos de proteção individual (EPIs), de modo a garantir a qualidade do processo e proteger a saúde dos trabalhadores.

1.1.3 Produtos para saúde (PPS)

Conforme a RDC n. 156, de 11 de agosto de 2006, os PPS abrangem:

> equipamento, aparelho, material, artigo ou sistema de uso ou aplicação médica, odontológica ou laboratorial destinado à prevenção, diagnóstico, tratamento, reabilitação ou anticoncepção e que não utilizam meio farmacológico, imunológico ou metabólico para realizar sua principal função em seres humanos, podendo entretanto ser auxiliado em suas funções por tais meios. (Brasil, 2006c)

Graças ao avanço tecnológico, a cada dia aumentam o número e a variedade de PPS em uso nos EAS. Essa situação traz um enorme desafio aos profissionais da saúde para garantir seu adequado processamento. Diante da impossibilidade de limpar e esterilizar todos os PPS, o Brasil adotou, como referencial teórico de classificação dos PPS para fins de processamento, a classificação proposta por Earle H. Spaulding (Anvisa, 2018).

Esse eminente pesquisador desenvolveu uma abordagem racional para desinfecção e esterilização de itens e equipamentos de assistência ao paciente num esquema de classificação tão claro e lógico que foi adotado, atualizado e utilizado com sucesso ao longo dos anos. Spaulding classifica os PPS como críticos, semicríticos e não críticos, de acordo com o grau de risco de infecção envolvido no uso do produto (Anvisa, 2018).

Classificação dos PPS

Para facilitar o entendimento referente aos PPS, apresentamos, no Quadro 1.2, as definições e alguns exemplos de artigos médicos classificados como críticos, semicríticos e não críticos, conforme a classificação de Spaulding (Brasil, 2001b; Anvisa, 2018).

Quadro 1.2 – Classificação e exemplos de PPS

PPS	Definição	Exemplos
Não críticos	Produtos que entram em contato com pele íntegra ou não entram em contato com o paciente.	Termômetro; esfigmomanômetro; cabo de laringoscópios, comadres e patinhos; bacias, cubas, baldes e jarros; recipientes para guardar mamadeiras e bicos já processados e embalados.
Semicríticos	Produtos que entram em contato com pele não íntegra ou mucosas íntegras colonizadas.	Inaladores; máscaras de nebulização; extensores plásticos; ambu (incluindo válvulas, máscaras); cânula de Guedel; cânula endotraqueal; circuitos de respiradores; endoscópios do trato digestivo e respiratório; lâmina e lâmpada de laringoscópio; espéculos vaginais, nasais, otológicos; mamadeira e utensílios para preparo de mamadeiras; copos e talheres.
Críticos	Produtos utilizados em procedimentos invasivos com penetração de pele e mucosas adjacentes, tecidos subepteliais, e sistema vascular, incluindo também todos os PPS que estejam diretamente conectados com esses sistemas. São de alto risco para transmissão de infecções, quando contaminados com microrganismos de qualquer tipo.	Fibra ótica: endoscópios, artroscópios, laparoscópios, aparelhos de citoscopia; tecido para procedimento cirúrgico (exemplo: enxerto vascular); metais com ou sem fio de corte; instrumental cirúrgico; vidraria e borracha para aspiração; PVC (polipropileno), *nylon*, plástico; tubos de látex, acrílico, silicone; peças de mão dos motores.

Fonte: Elaborado com base em Brasil, 2001b; Anvisa, 2018.

1.1.4 Processamento de produtos para saúde

Segundo a RDC n. 15/2012, processamento de PPS é o "conjunto de ações relacionadas à pré-limpeza, recepção, limpeza, secagem, avaliação da integridade e da funcionalidade, preparo, desinfecção ou esterilização, armazenamento e distribuição para as unidades consumidoras" dos EAS (Brasil, 2012).

Demonstramos, na Figura 1.2, o ciclo do processamento dos PPS, lembrando que cada uma das etapas é crucial para garantir PPS seguros para serem utilizados nos procedimentos e cuidados aos pacientes. Para tanto, cada uma das etapas deve ser realizada utilizando-se de Procedimentos Operacionais Padrão (POPs), que são documentos que estabelecem as instruções a serem seguidas durante a realização das operações, sendo elaborados com base em referencial científico atualizado e normatização pertinente (Anvisa, 2018).

Figura 1.2 – Etapas do processamento de PPS

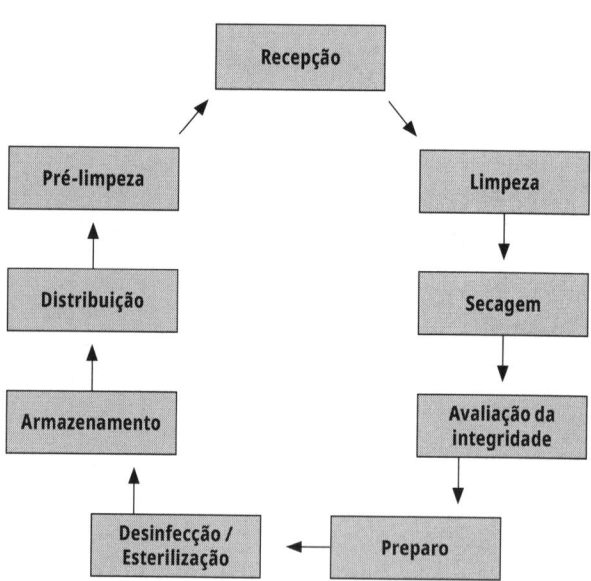

Fonte: Elaborado com base em Brasil, 2012.

1.1.4.1 Limpeza

Segundo a RDC n. 15/2012, a limpeza consiste no processo de remoção de sujidades orgânicas e inorgânicas visíveis aderidas nas superfícies, fendas, serrilhas, articulações e lúmens dos artigos médico-hospitalares. Para realizá-la, utilizam-se água, detergentes, produtos e acessórios de limpeza (manual ou automatizados) (Brasil, 2001b; Anvisa, 2018).

> **Importante!**
>
> A pré-limpeza é a etapa do processo de limpeza dos PPS realizada logo após seu uso e consiste em medidas voltadas para evitar o ressecamento da sujidade e dos contaminantes, facilitando sua remoção posterior e prevenindo a formação de biofilme[3].

São objetivos do processo de limpeza: a) remover os resíduos (químicos, proteínas, sangue, endotoxinas) e outros fragmentos orgânicos que podem aderir nos artigos; b) reduzir o número de micro-organismos (redução de carga microbiana), de forma a tornar o produto apto para desinfecção ou esterilização; c) reduzir ou remover biofilmes; d) eliminar ou reduzir substâncias pirogênicas; e) conservar a integridade e a funcionalidade dos materiais (Distrito Federal, 2020; Anvisa, 2018).

---

3   Biofilme: "Adesão irreversível de micro-organismos a superfícies submersas, formando microcolônias protegidas por uma matriz polimérica. Essas formações têm sido observadas e associadas a infecções em que há materiais implantados" (Donlan, 2002, citado por Anvisa, 2018, p. 167).

A despeito de os PPS passíveis de processamento permitirem repetidos processos de limpeza, preparo e desinfecção ou esterilização, diversas características desses materiais podem influenciar na limpeza, tais como: serem desmontáveis para favorecer a limpeza de áreas de difícil acesso; serem transparentes para permitir a visualização da sujidade; terem estrutura sólida para evitar o acúmulo de sujidade; terem estrutura interna que possibilite a entrada e a saída de água, facilitando a remoção de sujidade pela ação mecânica desta; além da qualidade do acabamento das superfícies internas (Distrito Federal, 2020).

O procedimento de limpeza pode ser manual ou automatizado (Brasil, 2012). O método de limpeza manual é realizado por meio da fricção dos PPS com escovas e artefatos não abrasivos e que não liberem partículas. No entanto, apresenta limitações como: "a falta de uniformidade na execução técnica pelos diferentes profissionais, a baixa produtividade e maiores riscos ocupacionais biológicos e químicos" (Campinas, 2021, p. 18).

No que se refere à limpeza automatizada, ela é feita

> por equipamentos que promovem a limpeza por meio de jatos de água sob pressão e detergentes (lavadora termodesinfectora) aplicados por meio de bicos ou braços rotativos, e através de lavadoras ultrassônicas que utilizam o princípio da cavitação, em que ondas de energia acústica propagadas em solução aquosa rompem os elos que fixam a partícula de sujidade à superfície do produto. [...] é recomendável para limpeza de produtos para saúde críticos de conformação complexa. (Campinas, 2021, p. 17-18)

Em ambos os métodos de limpeza, utilizam-se detergentes para sua realização. Os detergentes, conforme a RDC n. 15/2012, são produtos são destinados à "limpeza de artigos e superfícies por meio da diminuição da tensão superficial", sendo constituídos "por grupo de substâncias sintéticas, orgânicas, líquidas ou pós solúveis em água que contém agentes umectantes e emulsificantes", os quais farão com que a sujidade suba e, assim, seja evitada "a formação de compostos insolúveis ou espuma no instrumento ou na superfície" (Brasil, 2012).

Nos CMEs, podem ser utilizados detergentes neutros (enzimáticos ou não), alcalinos ou ácidos, desde que estejam regularizados na Anvisa. A escolha do produto depende da carga orgânica e inorgânica presente nos materiais, bem como do processo de limpeza adotado (Campinas, 2021).

Independentemente do tipo de limpeza e do detergente usado, alguns fatores podem interferir na qualidade da limpeza e, portanto, devem ser rigorosamente observados, tais como: a fricção do material com a abertura das pinças, a desmontagem dos materiais complexos e o preenchimento dos lúmens; o enxágue adequado, utilizando-se água que atenda aos padrões de potabilidade definidos em normatização específica; a secagem dos produtos, pois a umidade pode ser incompatível com certos métodos de esterilização e favorecer a proliferação de micro-organismos; e a manipulação dos PPS limpos (Campinas, 2021).

Preste atenção!

Considerando-se que a limpeza é imprescindível para garantir que o produto final esteja devidamente processado, a avaliação e o monitoramento do processo devem ser realizados a fim de evitar possíveis danos à saúde dos pacientes. São exemplos de testes de monitoramento: a inspeção visual; o teste de proteína; o uso de indicadores químicos de limpeza; *lumen-check* (canulados); o teste para avaliação da cavitação (Distrito Federal, 2020).

1.1.4.2 Inspeção, preparo e acondicionamento

O preparo tem início com a secagem adequada do material. Em seguida, uma inspeção criteriosa, com o auxílio de lentes intensificadoras de imagem, de, no mínimo, 8 vezes de aumento, complementada com testes químicos (quando couberem), deve ser realizada (Brasil, 2012) a fim de assegurar que não houve falhas nas etapas de limpeza e secagem e que o material mantém sua funcionalidade.

Moriya (2012) reforça que, embora os invólucros para proteger os materiais a serem esterilizados continuem em crescente evolução, os cuidados e a atenção dispensados na escolha da embalagem, no preparo dos pacotes e na manutenção da esterilidade continuam sendo fatores críticos. As embalagens, para os PPS, têm o objetivo de "permitir que eles sejam transportados e armazenados com garantia da conservação de sua esterilidade até o seu uso, assim como favorecer a abertura asséptica, sem riscos de contaminação de seu conteúdo (Anvisa, 2018, p. 191).

Essas embalagens devem estar regularizadas na Anvisa para uso específico em esterilização e ter algumas características, entre as quais destacamos: devem apresentar compatibilidade com o método de esterilização; permitir a identificação do conteúdo e o fechamento hermético e seguro; resistir a rasgos, perfurações, abrasões e tração; não apresentar furos, fissuras, rasgos e dobras (Brasil, 2012; Anvisa, 2018).

> **Curiosidade**
>
> Não são permitidas para esterilização, no Brasil, as seguintes embalagens: "papel kraft, papel toalha, papel manilha, papel jornal e lâminas de alumínio, assim como as embalagens tipo envelope de plástico transparente não destinadas ao uso em equipamentos de esterilização" (Brasil, 2012).

1.1.4.3 Desinfecção

A desinfecção consiste em um processo físico ou químico de destruição de micro-organismos na forma vegetativa – porém não unicamente nas formas esporuladas – que é empregado em superfícies inertes (como produtos, equipamentos e superfícies fixas) e que já estejam limpas (Anvisa, 2018).

Os métodos de desinfecção estão divididos da seguinte forma:

i. **Físicos**: realizados por equipamentos automatizados que agem por ação térmica como pasteurização ou termodesinfecção;

ii. **Químicos**: através do uso de desinfetantes químicos como aldeídos, ácidos peracéticos, soluções cloradas e álcool;

iii. **Físico-químicos**: quando associam agentes químicos a parâmetros físicos em processos automatizados (água eletrolisada). (Campinas, 2021, p. 25, grifo nosso)

A desinfecção química pode ser classificada em três níveis: alto, intermediário e baixo, sendo essa classificação baseada na resistência característica dos micro-organismos aos agentes químicos que estão sendo empregados. Apresentamos, no Quadro 1.3, a definição de cada um dos tipos de desinfecção e os principais produtos utilizados em cada uma delas.

Quadro 1.3 – Tipos de desinfecção e exemplos de produtos utilizados

Nível de desinfecção	Definição	Exemplos de produtos utilizados
Alto nível	Processo físico ou químico que destrói a maioria dos micro-organismos de artigos semicríticos, inclusive micobactérias e fungos, exceto um número elevado de esporos bacterianos.	Glutaraldeído 2%, ácido peracético 0,2%, dióxido de cloro estabilizado a 7%
Nível intermediário	Processo físico ou químico que destrói micro-organismos patogênicos na forma vegetativa, micobactérias, a maioria dos vírus e dos fungos, de objetos inanimados e superfícies.	Hipoclorito de sódio 1%, álcool 70%
Baixo nível	Processo físico ou químico em que não há ação sobre os esporos ou sobre o bacilo da tuberculose, podendo ter ou não ação sobre vírus não lipídicos e com atividade relativa sobre fungos, mas capaz de eliminar a maioria das bactérias em forma vegetativa. Não citada na RDC n. 15/2012.	Quaternário de amônia, hipoclorito 0,01% e 0,02%

Fonte: Elaborado com base em Brasil, 2012; Anvisa, 2018; Campinas, 2021.

1.1.4.4 Esterilização

Conceitua-se *esterilização* como um processo validado capaz de destruir todas as formas de vida microbiana, ou seja, bactérias na forma vegetativa e esporuladas, fungos e vírus, exceto príons[4], sendo realizada em estabelecimentos de saúde por meio de

---

4   Príons: proteínas que podem ser encontradas principalmente na superfície externa das células do cérebro e que causam as doenças denominadas encefalopatias espongiformes transmissíveis, como a doença de Creutzfeldt-Jakob (doença da vaca louca) e a insônia familiar fatal.

métodos físicos ou químicos. Com esse procedimento, espera-se que os micro-organismos sejam mortos a tal ponto que não seja mais possível detectá-los no meio de cultura padrão em que haviam previamente proliferado (Anvisa, 2018).

Os métodos físicos, que utilizam o calor e as radiações, e os métodos físico-químicos, como óxido de etileno, vapor à baixa temperatura e formaldeído e gás plasma de peróxido de hidrogênio, são os métodos de esterilização que encontramos atualmente disponíveis para uso.

> **Importante!**
>
> No Brasil, está proibida, por meio da RDC n. 8, de 27 de fevereiro de 2009 (Brasil, 2009), a esterilização química por imersão, que utiliza agentes esterilizantes líquidos, bem como a esterilização por calor seco (uso de estufas), conforme a RDC n. 15/2012. Isso se deve ao fato de esses métodos oferecerem alto risco de falha humana pelo mau uso do agente esterilizante, no caso da esterilização química por imersão. No caso das estufas, estas podem apresentar pontos frios ou resfriamento da temperatura por abertura da porta durante o ciclo e ausência de controle da manutenção do tempo de exposição ao calor seco.

A escolha do método de esterilização mais adequado está diretamente relacionada às características do agente esterilizante e da termorresistência dos PPS, além de se considerar o método que reúna as maiores vantagens, como o baixo valor D (tempo de exposição necessário para reduzir um logaritmo da concentração de micro-organismos submetidos a um agente esterilizante), a alta difusibilidade e a penetrabilidade do agente esterilizante, a rapidez, a atoxicidade e o menor custo (Anvisa, 2018).

É importante ter em mente a seguinte regra para a escolha do método de esterilização: os PPS resistentes ao calor devem ser autoclavados, pelo fato de esse método ser o mais seguro, de fácil utilização, rápido, ter custo/benefício favorável, não deixar resíduos tóxicos e ter o menor valor D. Para a esterilização de materiais termossensíveis ou, opcionalmente, semicríticos, a esterilização à baixa temperatura pode ser o método de escolha a despeito de suas desvantagens (Anvisa, 2018).

Na sequência, apresentaremos os principais métodos de esterilização, suas características, as principais recomendações e os cuidados no uso.

O **método de esterilização a vapor saturado sob pressão** vem sendo utilizado pelos EAS há muitos anos e tem como princípio utilizar o calor e a umidade para esterilizar os produtos mediante a termocoagulação das proteínas microbianas (Anvisa, 2018).

Trata-se do método de primeira escolha para produtos termorresistentes, pois reúne as maiores vantagens para pacientes e serviços de saúde, uma vez que não deixa resíduos tóxicos, seus ciclos são rápidos, tem compatibilidade com diversas embalagens e apresenta um ótimo poder de penetração em lúmens (Souza et al., 2021), sendo recomendado para o processamento de "instrumental cirúrgico, tecidos, silicones, cerâmicas, motores blindados, borrachas, vidros e líquidos" (Anvisa, 2018, p. 177).

Para que o objetivo desse método de esterilização seja devidamente alcançado, alguns parâmetros devem ser minuciosamente observados, conforme descrito a seguir.

- Há necessidade de **remoção do ar** presente na câmara interna da autoclave, pois o ar é um isolante térmico que dificulta o contato do vapor com toda a superfície dos produtos. Essa remoção do ar pode ser prejudicada pelo tamanho e pela posição dos pacotes, bem como pela utilização da capacidade/carga da autoclave (Anvisa, 2018; Souza et al., 2021).

> **Preste atenção!**
>
> A RDC n. 15/2012 proíbe o uso de autoclave gravitacional com capacidade superior a 100 litros.

- Nem todo **vapor** é adequado para processos de esterilização. Souza et al. (2021) recomendam a utilização do vapor saturado, pois neste há equilíbrio entre a condensação e a evaporação, em que não há presença da água no estado líquido. No caso do vapor superaquecido, por exemplo, a temperatura excede o ponto de ebulição a uma determinada pressão, o que faz com que não ocorra a transferência de energia pelo contato, visto que o vapor está "seco", tornando o processo semelhante à esterilização em estufas (Souza et al., 2021).
- O **tempo** e a **temperatura de exposição** são fatores críticos para a esterilização. Deve-se levar em consideração: o tempo necessário para que a carga atinja a temperatura do vapor; o tempo de esterilização; e o período adicional, geralmente igual ao dobro do tempo de esterilização adotado no ciclo de autoclavação. Conforme as características da carga e do ciclo, é possível realizar a esterilização em temperaturas que variam de 121 °C a 135 °C, utilizando tempos que podem variar de 3 a 30 minutos (Anvisa, 2018).

- A **água** empregada no processo de geração de vapor das autoclaves deve atender às especificações do fabricante da autoclave (Brasil, 2012).

O **gás plasma de peróxido de hidrogênio (GPPH)**, segundo Santos, Pacheco e Colares (2003), representou um grande avanço tecnológico nos métodos de esterilização, pois é o ciclo mais rápido para esterilização automatizada de materiais termossensíveis, com baixa toxicidade, permitindo a rotatividade do material médico cirúrgico e preservando sua integridade.

Nesse método, empregam-se "partículas altamente ionizadas, compostos de íons, elétrons e partículas neutras, que formam um brilho visível" (Anvisa, 2018, p. 178).

Os mais recentes modelos de esterilizadores à base do GPPH demandam cinco fases para que o processo de esterilização aconteça: vácuo, injeção, difusão, plasma e ventilação; porém; existem modelos que utilizam ciclos com duas fases de injeção e plasma, o que aumenta a eficácia do processo. Destacamos os seguintes equipamentos: Sterrad® e Steris® AMSCO V-Pro 1.

No sistema Sterrad®, utiliza-se o peróxido de hidrogênio líquido em uma concentração que varia com a plataforma de esterilização e, com a aplicação de um campo eletromagnético, o equipamento transforma esse peróxido de hidrogênio em uma "nuvem" de substâncias altamente reativas (plasma) que se recombinam, transformando-o em água e oxigênio. De acordo com o modelo do equipamento, os ciclos podem variar de 28 a 72 minutos. Já no equipamento Steris® AMSCO V-Pro 1, utiliza-se unicamente o peróxido de hidrogênio vaporizado em um ciclo de 55 minutos (Anvisa, 2018).

A despeito da vantagem desse método de processar os PPS à baixa temperatura de forma rápida e sem deixar resíduos tóxicos, algumas restrições são impostas, demonstrando desvantagens como: a) o processo é incompatível com celulose, líquidos e lúmens de fundo cego; b) o modelo do equipamento empregado e o uso de recursos intensificadores conhecidos como *booster* determinam o comprimento e o diâmetro do lúmen dos produtos que conseguem ser esterilizados; c) há exigência de climatização nas salas de esterilização; d) as embalagens utilizadas podem restringir o processo; e) há necessidade de indicadores para controle dos ciclos (Anvisa, 2018).

O **óxido de etileno (EtO)** consiste em "um gás incolor, inflamável, explosivo, carcinogênico e tradicionalmente tem seu uso indicado para esterilização de produtos termossensíveis" (Anvisa, 2018, p. 180), sendo considerado o padrão-ouro de esterilização à baixa temperatura. A escolha desse método deve-se ao fato de apresentar as seguintes vantagens (Anvisa, 2018; Distrito Federal, 2020):

- apresenta compatibilidade com diversas matérias-primas;
- tem capacidade de penetração em materiais com lúmens longos, estreitos e de fundo cego, em razão da alta difusibilidade;
- impregna nos materiais porosos.

As principais desvantagens desse método são os efeitos tóxicos relacionados à presença de resíduos de EtO e de seus subprodutos, que são formados durante o processo de esterilização – o etileno cloridrina (ETCH) e o etileno glicol (ETG) –, os quais podem levar riscos não só aos pacientes, mas também aos profissionais e ao meio ambiente (Anvisa, 2018).

Como esse processo requer instalações físicas com características bem específicas para evitar riscos durante o processo e à saúde e segurança dos trabalhadores, tradicionalmente, no Brasil, esse método de esterilização é realizado por empresas terceirizadas que trabalham exclusivamente com essa atividade. As regras para esses serviços constam tanto na RDC n. 15/2012 quanto na Portaria Interministerial n. 482, de 16 de abril de 1999 (Brasil, 1999).

O método por **vapor à baixa temperatura e formaldeído (VBTF)**, conforme o próprio nome indica, é realizado com o uso de formaldeído, que "é um gás incolor, cáustico para a pele e para as mucosas, possui um odor característico pungente e irritante em mínimas concentrações", gerado com base no estado líquido (formalina 37%) ou sólido (paraformaldeído) e utilizado como agente desinfetante e esterilizante (Distrito Federal, 2020, p. 71)

Nesse método, o ciclo de esterilização é de aproximadamente cinco horas e envolve "uma série de estágios que incluem pulsos de vácuo inicial para a remoção do ar residual da câmara", seguida "de pulsos de vapor para aquecer a carga e eliminar o ar residual" (Distrito Federal, 2020, p. 71). Na sequência, são admitidos diversos pulsos do gás formaldeído seguidos de vapor de água à baixa temperatura. "Após o estágio de esterilização, o formaldeído residual é removido do esterilizador e da carga por meio de repetidos 'banhos' de ar e vapor de água realizando a aeração mecânica do formaldeído" (Distrito Federal, 2020, p. 71).

Embora os ciclos do VBTF sejam mais rápidos quando comparados ao EtO, este último tem maior penetração nos produtos. No caso do VBTF, é recomendado consultar o fabricante em relação à compatibilidade dos PPS com esse método de esterilização (Anvisa, 2018).

1.1.4.5 Controle e segurança dos métodos de esterilização

Moriya (2012, p. 10) demonstra que "há forte relação entre sobrevivência dos micro-organismos nos processos de esterilização e a ocorrência de falhas humanas e mecânicas". Por essa razão, o controle e a segurança dos processos de esterilização requerem especial atenção dos trabalhadores do CME e das autoridades sanitárias, uma vez que são fundamentais para garantir a qualidade da assistência prestada aos pacientes (Anvisa, 2018).

Além da garantia de que o processo de limpeza foi adequadamente realizado, outras questões devem ser rigorosamente avaliadas a fim de assegurar a qualidade do processo, entre as quais está a escolha do método de esterilização ideal, do preparo adequado, da disponibilização da carga no equipamento, do manuseio, entre outros aspectos.

Os EAS devem adotar práticas qualificadas e validadas em todas as etapas do processamento dos PPS. Os equipamentos devem estar regularizados na Anvisa e ser validados e qualificados no momento da instalação e após o uso, anualmente, além de serem submetidos a manutenções periódicas de forma a garantir que estejam corretamente instalados, operando normalmente e realizando o processo para o qual foram destinados de maneira satisfatória (Brasil, 2012; Moriya, 2012).

Os resultados de cada ciclo do processo de esterilização podem ser controlados por meio do monitoramento dos parâmetros críticos do ciclo. Esse monitoramento deve ser estabelecido pelo serviço de saúde, e seus registros devem ser mantidos para possíveis auditorias e fiscalizações. De acordo com Moriya (2012), o monitoramento deve contemplar:

- o controle da concentração do agente esterilizante, de acordo com o método de esterilização;
- o monitoramento de parâmetros físicos (tempo de esterilização, temperatura e pressão);
- o monitoramento químico, por meio da utilização de indicadores químicos (da classe 1 a 6), que podem indicar falhas potenciais no equipamento;
- o monitoramento biológico, realizado por meio da utilização de indicadores biológicos, que são preparações padronizadas de esporos bacterianos comprovadamente resistentes aos métodos de esterilização que se pretende empregar.

1.1.4.6 Armazenamento e transporte

A fim de garantir a manutenção da esterilidade do material até o seu uso, o EAS devem adotar medidas estruturais, de procedimentos e educacionais que assegurem a integridade do material durante seu armazenamento e transporte.

O produto esterilizado deve ser estocado em local seco, limpo e arejado, com restrição de acesso, e todas as intercorrências que venham a surgir devem ser registradas e investigadas. Além disso, medidas de contenção e respostas devem ser prontamente adotadas.

1.1.4.7 Identificação

Conforme a RDC n. 15/2012, todo material processado deve ser adequadamente identificado de forma a garantir sua rastreabilidade. As informações do rótulo externo do sistema de embalagem devem conter: "I) nome do produto; II) número do lote; III) data da esterilização; IV) data limite de uso; V) método de esterilização; VI) nome do responsável pelo preparo" (Brasil, 2012).

> **Importante!**
>
> A determinação do prazo de validade da esterilidade dos PPS é uma questão complexa e depende de diversos fatores. Para defini-lo, o serviço deve levar em consideração, no mínimo, os seguintes pontos: como é a estabilidade da matéria-prima e se houve risco de danos à embalagem; como é feita a estocagem; quais são o meio e a forma de transporte; se na abertura do material há risco de contaminação; se houve algum evento que violou o invólucro; como é feito o manuseio, entre outras questões (Moriya, 2012).

1.2 Fluxogramas para o processamento de materiais

O mapeamento de processos, estabelecido de forma visual, tem como finalidade identificar os principais passos e decisões a serem tomados em uma rotina de trabalho. Mediante um fluxograma, representado graficamente por meio de símbolos previamente definidos, é possível identificar os materiais e documentos envolvidos, as tarefas e as ações necessárias em todo o processo.

No CME, a construção, a implantação e a validação de fluxogramas de trabalho são fundamentais para garantir a compreensão, a padronização e a reprodutibilidade dos processos. Para fins de ilustração, Carvalho et al. (2022) apresentam um fluxograma contendo o macroprocesso de esterilização implantado em um hospital privado do Sul do Brasil (Figura 1.3).

Figura 1.3 – Macroprocesso de esterilização apresentado por Carvalho et al. (2022)

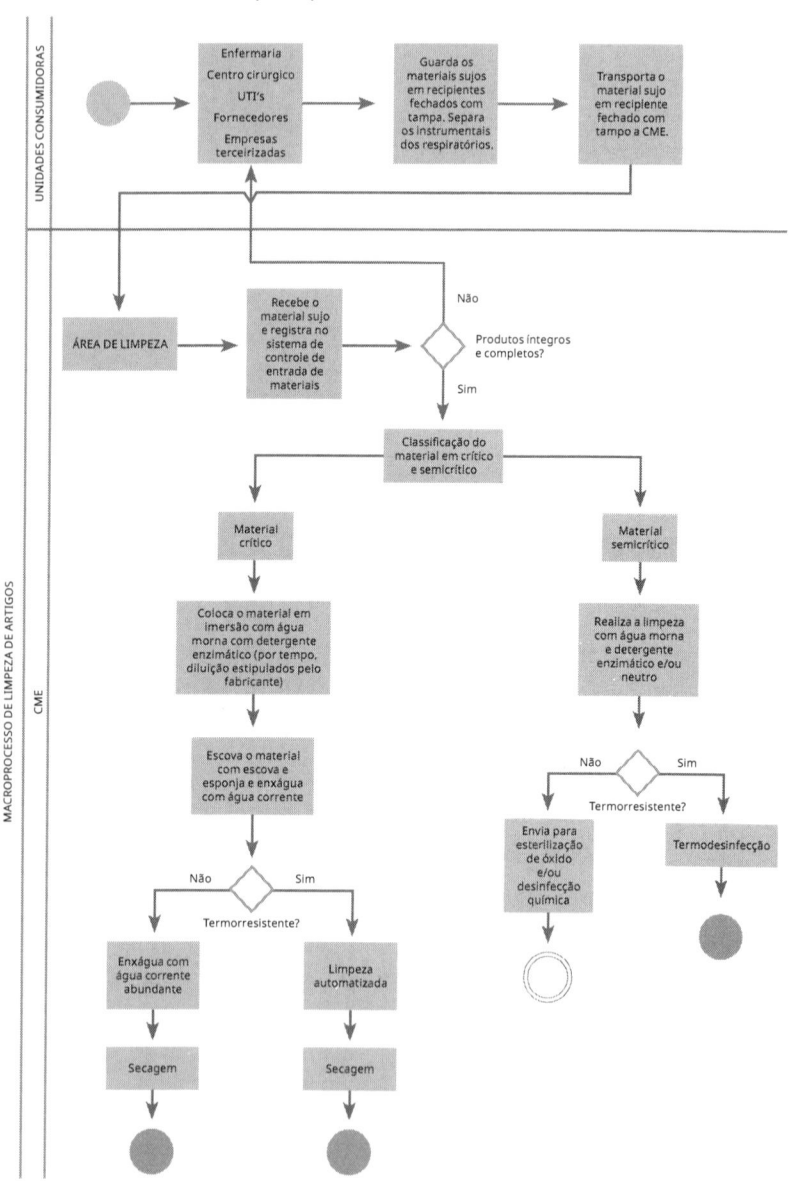

UNIDADES CONSUMIDORAS

- Enfermaria
- Centro cirúrgico
- UTI's
- Fornecedores
- Empresas terceirizadas

→ Guarda os materiais sujos em recipientes fechados com tampa. Separa os instrumentais dos respiratórios. → Transporta o material sujo em recipiente fechado com tampo a CME.

MACROPROCESSO DE LIMPEZA DE ARTIGOS — CME

ÁREA DE LIMPEZA → Recebe o material sujo e registra no sistema de controle de entrada de materiais → Produtos íntegros e completos?

- Não → (retorna às unidades consumidoras)
- Sim → Classificação do material em crítico e semicrítico

Material crítico:
- Coloca o material em imersão com água morna com detergente enzimático (por tempo, diluição estipulados pelo fabricante)
- Escova o material com escova e esponja e enxágua com água corrente
- Termorresistente?
  - Não → Enxágua com água corrente abundante → Secagem
  - Sim → Limpeza automatizada → Secagem

Material semicrítico:
- Realiza a limpeza com água morna e detergente enzimático e/ou neutro
- Termorresistente?
  - Não → Envia para esterilização de óxido e/ou desinfecção química
  - Sim → Termodesinfecção

Fonte: Carvalho et al., 2022, p. 4.

Nesse fluxograma, podemos identificar o caminho seguido e as ações necessárias a fim de realizar o processamento adequado dos PPS no CME.

1.3 Legislações e resoluções aplicadas ao Centro de Material e Esterilização

A RDC n. 15/2012, apresentada ao longo deste capítulo, é a base legal mais específica e atualizada que estabelece o regulamento técnico com as boas práticas de funcionamento dos CMEs, tanto públicos quanto privados, civis e militares, bem como para as empresas que realizam processamento de PPS (Brasil, 2012).

Essa norma está diretamente relacionada com a RDC n. 63, de 25 de novembro de 2011 (Brasil, 2011b), que tem como premissa instituir as boas práticas de funcionamento para os serviços de saúde, que, com as exigências impostas, impactam a qualidade do processamento dos PPS e, consequentemente, a segurança dos pacientes.

Além dessas importantes legislações, outras normas sanitárias relacionadas ao processamento de PPS devem ser consideradas. Assim, no Quadro 1.4, apresentamos o escopo de cada uma delas.

Quadro 1.4 – Principais legislações do CME

Norma	Do que trata
Portaria Interministerial n. 482, de 16 de abril de 1999 (Brasil, 1999)	Dispõe sobre os procedimentos de instalações de Unidade de Esterilização por óxido de etileno e de suas misturas e seu uso.
RDC n. 185, de 22 de outubro de 2001 (Brasil, 2001a)	Regulamento Técnico que trata do registro, alteração, revalidação e cancelamento do registro de produtos médicos na Anvisa.
Resolução n. 2.605, de 11 de agosto de 2006 (Brasil, 2006a)	Estabelece a lista de produtos médicos enquadrados como de uso único proibidos de serem reprocessados.
Resolução n. 2.606, de 11 de agosto de 2006 (Brasil, 2006b)	Dispõe sobre as diretrizes para elaboração, validação e implantação de protocolos de reprocessamento de produtos médicos.
RDC n. 156, de 11 de agosto de 2006 (Brasil, 2006c)	Dispõe sobre o registro, rotulagem e reprocessamento de produtos médicos.
RDC n. 8, de 27 de fevereiro de 2009 (Brasil, 2009)	Dispõe sobre as medidas para redução da ocorrência de infecções por MCR em serviços de saúde
RDC n. 35, de 16 de agosto de 2010 (Brasil, 2010)	Estabelece o Regulamento Técnico para produtos com ação antimicrobiana utilizados em artigos críticos e semicríticos.
RDC n. 31, de 4 de julho de 2011 (Brasil, 2011a)	Dispõe sobre a indicação de uso dos produtos saneantes na categoria *esterilizante*, para aplicação sob a forma de imersão, a indicação de uso de produtos saneantes atualmente categorizados como *desinfetante hospitalar para artigos semicríticos*.
Resolução Cofen n. 424, de 19 de abril de 2012 (Cofen, 2012)	Normatiza as atribuições dos profissionais de Enfermagem em CME e em empresas processadoras de produtos para saúde.

1.4 Gestão de Resíduos de Serviços de Saúde

Resíduos de Serviços de Saúde (RSS) são todos os resíduos resultantes das atividades exercidas pelos geradores de resíduos de EAS. Em virtude de suas particularidades, seu gerenciamento constitui-se em um grande desafio para os profissionais da saúde e para as administrações públicas. Assim, seu acondicionamento, sua manipulação e seu descarte são regrados por legislações específicas tanto da área da saúde quanto dos órgãos ambientais.

As boas práticas de gerenciamento dos RSS estão descritas na RDC n. 222, de 28 de março de 2018 (Brasil, 2018a), da Anvisa, e na Resolução n. 358, de 29 de abril de 2005 (Brasil, 2005), do Conselho Nacional do Meio Ambiente (Conama), as quais apresentam a classificação dos resíduos em grupos e subgrupos, com uma simbologia específica a fim de garantir o manejo adequado. Na seção "Apêndice", ao final deste livro, apresentamos a classificação, a definição, a simbologia e exemplos de resíduos gerados nos serviços de saúde (Brasil, 2018a, 2005).

Todos os EAS devem elaborar e implantar um Plano de Gerenciamento de Resíduos de Serviços de Saúde (PGRSS), que é um conjunto de procedimentos que visam minimizar a produção dos RSS, garantir o manejo e o acondicionamento adequados, bem como sua destinação final (Silveira; Berté; Pelanda, 2018).

No caso específico do CME, entendemos que há geração de resíduos em todos os processos realizados no local. Em sua maioria, esses resíduos são considerados perigosos, uma vez que tiveram contato direto ou indireto com a pele e a mucosa não íntegras dos pacientes, bem como com sangue. Ainda, são gerados efluentes líquidos e resíduos químicos decorrentes do procedimento de limpeza e desinfecção.

Resíduos sólidos gerados a partir das práticas laborais, tais como EPIs já utilizados (luvas, gorros, máscaras, capotes) e outros materiais que foram descartados, como lenços absorventes, mantas SMS (*spunbond meltblown spunbond* – material próprio para esterilização) cirúrgicas ou de tecido, papel crespado e fita zebrada, além de instrumental perfurocortante e artefatos cirúrgicos que estejam danificados, também carecem de um gerenciamento adequado. Outros resíduos sólidos que podem ser considerados sem risco de contaminação biológica após esterilização (artefatos de teste biológico) podem ser destinados como lixo hospitalar comum (Araujo, 2019).

Para Silveira, Berté e Pelanda (2018), o baixo grau de conhecimento dos profissionais sobre as práticas relacionadas à preservação ambiental e à gestão adequada dos resíduos é um ponto que deve ser constantemente debatido a fim de envolver toda a equipe e qualificar o gerenciamento dos RSS.

1.5 O papel do enfermeiro na gestão do Centro de Material e Esterilização

Todas as etapas do processamento de PPS devem ser realizadas por profissionais para os quais essas atividades estejam regulamentadas pelos seus conselhos de classe – é isso o que estabelece a RDC n. 15/2012. Por essa norma, os CMEs devem ter um profissional responsável de nível superior para a coordenação de todas as atividades de forma exclusiva (Brasil, 2012).

Por competência, o enfermeiro está no cerne do processo de trabalho dos CMEs, sendo, portanto, o profissional responsável pelo gerenciamento e pela operacionalização de todas as etapas que integram o processamento de materiais, além de supervisionar as atividades da equipe de enfermagem que atua no setor, conforme consta na Resolução n. 424/2012.

Pezzi e Leite (2010) explicam que, por meio de sua competência, pela prática em uma área específica de conhecimento, esse profissional pode se tornar o porta-voz de ideias, valores, padrões e juízos que ampliem a consciência da atual forma de relações sociais e de produção nos CMEs. Para tanto, o enfermeiro precisa estar constantemente alargando seus conhecimentos, ter um olhar holístico sobre o setor, conhecer a rotina de trabalho, os tipos de processamentos que nele são realizados, além de estar em periódica atualização sobre os conteúdos que são inerentes ao bom funcionamento do CME, a fim de evitar falhas e ampliar o sucesso dos resultados das ações desenvolvidas (Cavalcante; Barros, 2020). É preciso ter sempre em mente que as atividades executadas pelo enfermeiro podem colaborar diretamente com o controle de infecções hospitalares e, consequentemente, com a segurança e a saúde dos pacientes.

Para saber mais

Acesse a biblioteca virtual da Anvisa para consultar as legislações vigentes.

ANVISA – Agência Nacional de Vigilância Sanitária. **Bibliotecas temáticas**. Disponível em: <https://www.gov.br/anvisa/pt-br/assuntos/regulamentacao/legislacao/bibliotecas-tematicas>. Acesso em: 18 maio 2023.

> O Ministério do Meio Ambiente disponibiliza um sítio eletrônico com informações, painéis, relatórios e mapas sobre a gestão de resíduos sólidos no país, incluindo os Resíduos de Serviços de Saúde (RSS). Trata-se do Sistema Nacional de Informações sobre a Gestão dos Resíduos Sólidos (Sinir).
>
> BRASIL. Ministério do Meio Ambiente. SINIR – Sistema Nacional de Informações sobre a Gestão dos Resíduos Sólidos. **Perfis e temas**. Disponível em: <https://www.sinir.gov.br>. Acesso em: 16 maio 2023.
>
> Consulte, de forma gratuita, artigos atualizados sobre CME na Revista da Associação Brasileira de Enfermeiros de Centro Cirúrgico, Recuperação Anestésica e Centro de Materiais e Esterilização (Sobecc).
>
> SOBECC – Associação Brasileira de Enfermeiros de Centro Cirúrgico, Recuperação Anestésica e Centro de Materiais e Esterilização. Disponível em: <https://revista.sobecc.org.br/sobecc>. Acesso em: 16 maio 2023.

Síntese

O Centro de Material e Esterilização (CME) é um setor fundamental nos serviços de saúde, uma vez que as atividades desenvolvidas nele têm impacto direto no atendimento assistencial aos pacientes. A fim de minimizar falhas nos processos realizados, a normativa brasileira estabelece critérios bem definidos para a infraestrutura, os procedimentos e os recursos humanos.

Realizar os processos de forma sistematizada, fundamentada em evidências científicas, qualifica cada vez mais o setor e coloca em evidência o protagonismo do profissional enfermeiro no controle das infecções e na segurança e saúde dos pacientes.

Questões para revisão

1. Assinale a alternativa incorreta quantos às finalidades do Centro de Material e Esterilização (CME) nos serviços de saúde:
   a) Realizar e padronizar as técnicas de processamento de produtos para saúde.
   b) Treinar a equipe para as atividades do CME.
   c) Garantir produtos adequadamente processados para as unidades consumidoras do serviço.
   d) Recolher e gerenciar os resíduos de todos os setores do estabelecimento.
   e) Garantir a aquisição de PPS e demais insumos necessários para o desenvolvimento das atividades dos estabelecimentos de saúde.

2. A legislação classifica os Centros de Material e Esterilização (CMEs) em Classe I e Classe II. Tendo em vista essa informação, leia e analise as sentenças a seguir.
   I) O CME Classe I é aquele que realiza o processamento de produtos para a saúde não críticos, semicríticos e críticos de conformação não complexa, passíveis de processamento.
   II) O CME Classe II é aquele que realiza o processamento de produtos para a saúde não críticos, semicríticos e críticos de conformação complexa e não complexa, passíveis de processamento.

III) No CME Classe I é possível processar materiais com diâmetros inferiores a cinco milímetros nas estruturas tubulares.

IV) No CME Classe II podem ser processados produtos para a saúde com lúmens inferiores a cinco milímetros.

Agora, assinale a alternativa que apresenta a resposta correta:

a) As sentenças I, II e III são verdadeiras.
b) As sentenças II, III e IV são verdadeiras.
c) As sentenças I, II e IV são verdadeiras.
d) Todas as sentenças são verdadeiras.
e) Todas as sentenças são falsas.

3. Sobre o processo de limpeza, assinale a alternativa correta:

a) É uma etapa importante no processamento dos produtos para saúde, porém não há necessidade de ser realizada com muito critério, uma vez que o material será desinfectado ou esterilizado.

b) A forma de limpeza mais adequada é a manual, pois a equipe pode garantir a padronização do processo.

c) Para uma limpeza adequada, é necessário realizar a fricção do material por meio da abertura das pinças e da desmontagem dos materiais complexos, bem como o enxágue adequado, utilizando-se água com padrões específicos.

d) Após a limpeza, desde que devidamente realizada, o material pode ser encaminhado para a desinfecção ou a esterilização sem a necessidade de se fazer qualquer monitoramento.

e) A escolha dos detergentes para a limpeza dos materiais independe da carga orgânica e inorgânica presente nos produtos para saúde, assim como independe do processo de limpeza que será adotado.

4. Descreva por que o método de esterilização por vapor saturado sob pressão (autoclave) é o método de escolha para o processamento de materiais termossensíveis.

5. Quais são os critérios necessários exigidos pela legislação para a composição da equipe do Centro de Material e Esterilização (CME)?

Questões para reflexão

1. Considerando que os resíduos sólidos, incluindo aqueles provenientes de serviços de saúde, são um grande desafio para a sociedade, avalie se em seu local de trabalho ou em sua residência a separação e o acondicionamento desses materiais estão ocorrendo de forma adequada.

2. O profissional enfermeiro é o protagonista nas atividades realizadas no Centro de Material e Esterilização (CME). Reflita sobre as atribuições desse profissional à luz da legislação da categoria de classe.

Capítulo 2
Assistência ao paciente no período pré-operatório

Saimon da Silva Nazário

Conteúdos do capítulo:

- Aproximações iniciais em centro cirúrgico (CC).
- Controle de infecção hospitalar em CC.
- Cuidados de enfermagem.
- Anamnese e exame físico do paciente pré-operatório.
- Avaliação e controle de riscos.

Após o estudo deste capítulo, você será capaz de:

1. relacionar as formas de precaução para o controle de infecções;
2. compreender os principais cuidados de enfermagem;
3. saber como são realizados a anamnese e o exame físico do paciente;
4. entender sobre avaliação de risco do paciente cirúrgico.

O cuidado ao paciente no pré-operatório inicia-se no momento da tomada de decisão médica pelo ato cirúrgico até a transferência desse paciente para a sala de cirurgia. É o momento de cuidados muito importantes, que influenciarão a continuidade do procedimento e da recuperação do paciente.

Entre os cuidados mais importantes, destaca-se o apoio ao paciente e aos familiares, momento em que se sanam dúvidas e se explicam todas as etapas, tendo em vista que o centro cirúrgico (CC) é um setor de alta complexidade, de difícil acesso e um ambiente estranho ao paciente, o que pode lhe causar muito temor e ansiedade, prejudicando seu perioperatório.

Em virtude da natureza dos procedimentos, que promovem, em sua maioria, exposição dos tecidos e contato com outras superfícies, bem como da fragilidade prévia do paciente, o controle de infecções e o controle de riscos tornam-se cruciais para o momento pré-cirúrgico, em que nenhuma prática de prevenção deve ser negligenciada e os riscos devem ser meticulosamente avaliados.

Para fazer essa avaliação meticulosa, é preciso que o profissional tenha conhecimento clínico, realize uma boa escuta (anamnese) e proceda a um exame físico detalhado, levando em consideração as comorbidades do paciente, o tipo de cirurgia que será realizado e a anestesia que será aplicada.

2.1 Aproximações iniciais em centro cirúrgico

Entre as unidades de maior complexidade hospitalar, destaca-se o centro cirúrgico (CC). Nessa unidade, são realizados procedimentos invasivos, que geralmente não possibilitam a criação de vínculo entre o paciente e os profissionais, uma vez que estes retornam aos setores de origem. Outra função do CC é o desenvolvimento de estudos e pesquisas, tendo em vista o aprimoramento de técnicas e a capacitação de profissionais, o que justifica o grande fluxo de pessoas, entre profissionais e estudantes (Santos; Tajra; Motta, 2009).

O CC pode ser considerado o "coração do hospital", pelo fato de estar próximo de todas as demais unidades hospitalares e ganhar muita atenção pelas atividades ali realizadas, além de fazer uso de muita tecnologia durante a prestação da assistência. Outros motivos são o custo elevado em manutenção, o maior rendimento com os procedimentos realizados no hospital e a grande quantidade de profissionais e protocolos assistenciais (Santos; Tajra; Motta, 2009).

Essa unidade envolve a realização de procedimentos e técnicas específicas, que requerem muita atenção e protocolos que devem ser rigorosamente seguidos, tendo em vista a segurança do paciente. Tal fato não exime o paciente de riscos, e o ambiente estressor, devido à exigência de estado de alerta dos funcionários, possibilita o surgimento de erros, em especial nos procedimentos de urgência e emergência (Santos; Tajra; Motta, 2009).

Para garantir a qualidade assistencial, a equipe multiprofissional deve estar sempre em diálogo com a gerência, para que todos estejam cientes de problemas práticos e organizacionais vivenciados pela equipe. A comunicação entre a equipe multiprofissional também possibilita maior adesão aos protocolos assistenciais (Hajimohammadi; Sadeghi; Hosseini, 2018).

Em razão dessa complexidade, há a necessidade de um adequado preparo do paciente para o procedimento cirúrgico em si, tendo o período pré-operatório essa incumbência em relação ao paciente e à família. Preparar o usuário para o ato cirúrgico é vital, tendo em vista uma melhor recuperação e a realização do procedimento com menor propensão a intercorrências. De acordo com Santos, Tajra e Motta (2009), o pré-operatório se inicia quando o médico opta por realizar a cirurgia e dura até o momento em que o paciente é transferido para a sala cirúrgica. Esse período pode ser subdividido em duas etapas, descritas a seguir:

1. **Pré-operatório mediato** – O pré-operatório imediato ocorre em cirurgias programadas e inicia-se no momento em que se decide fazer a cirurgia até 24 horas antes de sua realização. O principal objetivo dessa etapa é estabilizar e preparar o paciente para o procedimento, de modo a ajudar em sua recuperação. Nessa etapa, é importante que o profissional de saúde sane todas as dúvidas do paciente e de seus familiares, de forma a tranquilizá-los. É o momento também de realizar preparos gastrointestinais, tricotomia, sondagens, administração de medicamentos específicos, exame físico geral e observação de funções fisiológicas que possam interferir no ato cirúrgico e na recuperação do paciente.

2. **Pré-operatório imediato** – O pré-operatório imediato ocorre nas últimas 24 horas que antecedem o ato cirúrgico, ou seja, consiste na assistência após o pré-operatório mediato. Na etapa do pré-operatório imediato, o paciente já deve ter recebido o anestésico e sido encaminhado à sala cirúrgica. Em virtude do uso da sedação, deve haver maior cuidado pela falta de percepção e orientação do paciente. Nesse momento, o profissional deve se ater à posição do paciente no leito, verificar o jejum, para diminuir o risco de broncoaspiração em caso de êmese (vômito), avaliar se o preparo da pele está adequado, averiguar se houve a necessidade de fazer o preparo intestinal e se foi feito, confirmar se foram removidos adereços do

paciente e, por fim, realizar os demais protocolos e as rotinas específicas de cada instituição.

2.2 Controle de infecção hospitalar em centro cirúrgico

Em razão da natureza dos procedimentos (invasivos) realizados no CC e de sua complexidade, há uma preocupação constante quanto às infecções ocorridas nesse ambiente. Tal fato mobiliza a equipe multiprofissional atuante no setor em prol de melhorias que visem à prevenção de tais eventos (Carvalho; Bianchi, 2016).

Com relação às infecções hospitalares, em especial aquelas ocorridas em ambiente cirúrgico, elas podem ser classificadas como *eventos adversos*, definidos como qualquer erro causado ao paciente durante a assistência e que lhe traga algum prejuízo físico, patrimonial ou psicológico (WHO, 2009).

Portanto, o controle de infecção hospitalar em CC está diretamente ligado às ações em prol da segurança do paciente. Essas ações devem buscar a identificação dos eventos, além de sua correta classificação e caracterização, para que seja possível construir ferramentas gerenciais que facilitem sua prevenção (Carvalho; Bianchi, 2016).

Segundo o *Guideline for Isolation Precautions* (Siegel et al., 2007), as formas de precauções podem ser divididas em precauções-padrão e com base na forma de transmissão, descritas na sequência.

2.2.1 Precauções-padrão

São medidas básicas que precisam ser adotadas em relação a todos os pacientes, com suspeita ou não de alguma infecção. Trata-se da principal forma de prevenção e envolve medidas relacionadas com o contato com secreções, urina, fezes, sangue, mucosas e com a pele, quando sua integridade for rompida.

No CC, a precaução-padrão tem maior relevância, pois os procedimentos invasivos possibilitam um contato maior com sangue e outros fluidos, além de a integridade da pele rompida desfavorecer uma importante barreira de segurança dos pacientes, que ficam mais suscetíveis a infecções por micro-organismos. Somam-se ainda a rotatividade de pacientes, com diagnósticos incertos, e a dificuldade de incluir todos os cuidados no pré-operatório.

2.2.2 Precauções com base na forma de transmissão

São medidas extras que devem ser aplicadas aos pacientes com suspeita de infecções, sendo subdivididas de acordo com a forma de contágio, classificadas em precauções de contato, de gotículas e de aerossóis.

- **Precauções de contato** – Devem ser utilizadas quando houver contato com a pele do paciente, ou seja, que possa transmitir doenças por contato, como conjuntivite, escabiose e pediculose. Também estão inclusas precauções relacionadas aos aparelhos contaminados que possam ser vetores (transmissores), como os aparelhos médicos utilizados em contato direto com o paciente, ou ao contato com fraldas. Para as precauções de contato, o profissional de saúde deve: isolar o paciente ou, quando isso não é possível, mantê-lo junto de outro paciente que tenha a mesma infecção, ou então evitar deixá-lo junto de pacientes imunologicamente comprometidos ou que tenham tecido rompido (lesões); evitar o compartilhamento de equipamentos médicos entre outros pacientes e, quando isso não for possível, proceder com a adequada desinfecção desses equipamentos; usar aventais limpos e não estéreis quando for entrar em contato com o paciente; usar luvas não estéreis para qualquer contato com o paciente ou com fluidos e excretas. É importante haver cuidados do profissional com o uso desses equipamentos de proteção individual (EPIs): por exemplo, não se contaminar durante a remoção e fazer a retirada desses equipamentos antes de sair do quarto, de preferência em uma antessala própria; realizar a lavagem de mãos com sabão ou outro produto indicado pela instituição. Além disso, o ambiente de trabalho também deve receber cuidados quanto à prevenção de infecções, destacando-se a limpeza e a desinfecção de camas, equipamentos, régua de gases, bancadas e demais superfícies. Além dos casos confirmados, pacientes com suspeitas de infecção também devem prosseguir com as medidas de prevenção. Entre as suspeitas de síndromes clínicas que requerem precauções de contato, destacam-se: diarreia aguda, exantema, bronquiolite, presença de secreções, histórico de colonização por micro-organismos multirresistentes etc.

- **Precauções de gotículas** – Devem ser utilizadas quando os micro-organismos podem ser transmitidos direta ou indiretamente por gotículas respiratórias. Esses patógenos são transmitidos quando o paciente espirra, fala ou tosse, bem como por equipamentos médicos que possam entrar em contato com as vias aéreas, como no caso de um laringoscópio. São exemplos de micro-organismos transmitidos por gotículas aqueles que causam a coqueluche, a difteria, a influenza e a meningite bacteriana. As precauções de gotículas consistem em isolar o paciente ou, quando isso não for possível, mantê-lo junto de outro paciente que tenha a mesma infecção, ou então mantê-lo à distância de, no mínimo, 3 metros de outro paciente; além disso, é importante o uso de máscaras simples pelos profissionais, pelo paciente infectado e pelos demais pacientes que estiverem no mesmo ambiente. Além dos casos confirmados, pacientes com suspeitas de infecção também devem prosseguir com as medidas de prevenção. Entre as suspeitas de síndromes clínicas que requerem precauções de gotículas, destacam-se: meningite, exantema petequial, febre, tosse persistente etc.

- **Precauções de aerossóis** – Devem ser utilizadas quando os micro-organismos podem ser transmitidos via aerossol. Trata-se de patógenos extremamente pequenos, que conseguem ficar dispersos no ar e ser facilmente distribuídos no ambiente em virtude das correntes de ar. Podemos citar como exemplos de micro-organismos transmitidos via aerossol a varicela, a tuberculose e o sarampo. As precauções de aerossóis consistem em: isolar o paciente; fazer uso de pressão de ar negativa, com pelo menos seis trocas de ar/hora e filtragem do ar de alta eficiência. O profissional deve utilizar máscaras do tipo N95, com filtragem e vedação lateral adequada, diminuir a circulação, ou restringi-la, se possível, das áreas próximas e proteger áreas lesionadas de outros pacientes que estiverem próximos. Além dos casos confirmados, pacientes com suspeita de infecção também devem prosseguir com formas de prevenção. Entre as suspeitas de síndromes clínicas que requerem precauções de aerossóis, destacam-se: exantema vesicular, tosse e febre.

Apesar das recomendações e da necessidade de uso das precauções, entende-se que sua aplicabilidade não será sempre possível, dadas as condições clínicas dos pacientes, que podem exigir ações mais imediatas sem o devido preparo, ou então pela própria falta de recursos e infraestrutura adequada para atender a todas essas situações. Para se obter o máximo de sucesso na implementação das precauções, o *Guideline for Isolation Precautions* (Siegel et al., 2007) define que o controle e a prevenção das infecções relacionadas à saúde estão atrelados a três aspectos: gerenciamento, vigilância e formação.

O **gerenciamento** é importante para a implementação, a avaliação e o desenvolvimento de protocolos e outras medidas de segurança e atendimento.

A **vigilância** é essencial para verificar a incidência das infecções, caracterizá-las e monitorá-las, de forma a definir informações que facilitem a identificação do vetor, bem como para um tratamento precoce.

Na **formação**, as atividades educativas devem ser utilizadas de modo a melhor capacitar e atualizar os profissionais no que se refere à prevenção de doenças. Recomenda-se o uso das atividades de educação permanente em saúde, em razão das atividades que devem ser constantemente avaliadas e que atendam a uma demanda da vivência profissional. A atividade de educação permanente deve ser objetiva, de fácil entendimento, com linguagem compreensível para o público-alvo e em conformidade com as necessidades da prática.

A educação em saúde compreende toda a produção e a sistematização de conhecimentos relativos à saúde, abrangendo a educação continuada, que contempla atividades de educação tradicionais, com a finalidade de aquisição de informações técnico-científicas por meio de escolarização formal, e especialmente a Educação Permanente em Saúde (EPS), que corresponde à aprendizagem (aprender e ensinar) no trabalho em instituições de saúde, possibilitando a transformação da prática (Brasil, 2018b).

A EPS pode ser considerada um instrumento capaz de promover competências técnico-científicas e relacionadas a problemas práticos da vivência profissional (Brasil, 2014), em particular aqueles referentes ao cuidado seguro ao paciente – conforme a Portaria n. 529, de 1º de abril de 2013, do Ministério da Saúde (Brasil, 2013b).

É importante que a equipe multiprofissional atuante no CC tenha conhecimentos sobre a necessidade de controle das infecções, as formas de contágio e as medidas de proteção. O controle de infecções é um tema complexo e muito abrangente. Observa-se que a maior parte das medidas de proteção recomendadas são destinadas à proteção do profissional de saúde e, em segundo plano, aos demais pacientes. Sabe-se que o contato direto da microbiota com o sítio cirúrgico (local da incisão cirúrgica) é a causa mais comum das infecções, além de haver outros fatores que envolvem o paciente, os profissionais, o ambiente e os equipamentos. Algumas ações têm melhorado as práticas para a prevenção desses agravos, tais como o uso de profilaxia antimicrobiana no pré-operatório e a tricotomia, que consiste na remoção de pelos do local a ser operado (Carvalho; Bianchi, 2016).

Quanto às estruturas do CC, segundo a Resolução da Diretoria Colegiada (RDC) n. 50, de 21 de fevereiro de 2002 (Brasil, 2002), da Agência Nacional de Vigilância Sanitária (Anvisa), de acordo com o risco de transmissão de infecção, as áreas podem ser classificadas em áreas restritas, semirrestritas e não restritas.

As **áreas restritas** incluem a sala cirúrgica, o corredor e o lavabo. São as áreas de circulação do pessoal e dos equipamentos privativos do CC, sendo necessário que, nessas áreas, seja seguido um rígido controle de medidas assépticas e trânsito de pessoal.

As **áreas semirrestritas** incluem os corredores do bloco cirúrgico, as salas de recuperação pós-anestésica, a sala de guarda dos materiais, o ambiente para conforto dos profissionais e o posto de enfermagem, por exemplo. São áreas mais flexíveis quanto às normas de assepsia e trânsito de pessoal, mas que ainda demandam atenção e cuidados em razão da proximidade com as áreas restritas e da complexidade do setor cirúrgico.

As **áreas não restritas** incluem o vestiário, a recepção e a sala administrativa. São ambientes com livre circulação de pessoas, que não necessitam de um controle tão rígido quanto a medidas assépticas e de fluxo de pessoas.

O controle do fluxo de pessoas é um importante cuidado para impedir ou diminuir os riscos de infecção dentro do setor cirúrgico. Esse cuidado abrange também os instrumentais, os quais, quando contaminados ou guardados indevidamente, podem representar riscos a terceiros (Santos; Tajra; Motta, 2009).

O cuidado com esse fluxo e a responsabilidade quanto à redução de infecções devem ser de toda a equipe multiprofissional, devendo cada profissional restringir sua própria circulação e repensar sua utilidade em cada unidade, especialmente nas áreas restritas, evitando circulações desnecessárias (Santos; Tajra; Motta, 2009).

2.3 Cuidados de enfermagem

Entre os preparos para a cirurgia, destacamos a tricotomia, que consiste na remoção dos pelos. Ela deve ser realizada até duas horas antes do procedimento cirúrgico, na região que será operada, a fim de evitar infecções e promover melhor visualização do local para a incisão. A tricotomia também permite a melhor observação do processo de cicatrização.

Segundo Santos, Tajra e Motta (2009), alguns fatores que podem afetar a cirurgia precisam ser observados, como os exemplos indicados a seguir:

- **Uso de medicamentos** – Alguns medicamentos, como anticoagulantes, devem ser evitados em razão do risco aumentado de hemorragias, enquanto antibióticos, antiarrítmicos, anticonvulsivantes e anti-hipertensivos devem ser evitados por suas interações medicamentosas com os anestésicos.
- **Fisiológicos** – Entre os fatores fisiológicos a serem observados estão: o aumento dos níveis de colesterol, o que pode aumentar o risco de trombos (coágulos sanguíneos) nos membros inferiores; a tolerância à dor e a diminuição da sensibilidade e da reação, que podem ocorrer em caso de confusão ou complicação neurológica; a queda na taxa metabólica basal, nos hematócritos e nos níveis de hemoglobina, fatores que podem estar associados ao consumo e à dificuldade no transporte de oxigênio.
- **Clínicos** – Em casos de diabetes *mellitus*, há uma dificuldade maior na cicatrização, risco de infecção e alterações no sistema nervoso central; hemofilia e leucemia podem causar um risco de hemorragia; febre indica alguma infecção, que pode ocasionar também um desequilíbrio hidroeletrolítico; doenças

hepáticas podem interferir no processo de cicatrização e no metabolismo dos analgésicos; doenças cardíacas podem causar uma sobrecarga no débito cardíaco.

Há alguns cuidados com o uso de medicações e outras substâncias. Recomenda-se um período bem longo de suspensão, como no caso do tabaco, que deveria ser suspenso dois meses antes da cirurgia. Outros cuidados em destaque referem-se ao uso de medicamentos de reposição hormonal, que devem ser suspensos um mês antes; anticoagulantes, pelo menos cinco dias antes da cirurgia; e hipoglicemiantes, 24 horas antes (Santos; Santos; Santos, 2012).

Entre os cuidados de enfermagem, inclui-se a dieta, a qual vai depender de diversos fatores, tais como o tipo de anestesia utilizada, a afecção e o procedimento a ser realizado. Geralmente, opta-se por, no mínimo, 8 horas de jejum quando o paciente for receber anestesia geral, em razão do estímulo à secreção gástrica e ao risco de broncoaspiração. Alguns procedimentos podem necessitar de outros tipos de anestesia, mas, ainda durante o procedimento cirúrgico, pode-se optar pela substituição pela anestesia geral e, para evitar novo preparo, muitos profissionais utilizam jejum de, no mínimo, 8 horas como uma regra geral. Quando o paciente tem alguma condição agravante para a broncoaspiração, tais como obesidade e gestação, o período de jejum deve ser elevado para 12 horas.

Há também que se ter cuidado com a sedação. Quando o paciente está muito tenso, alguns médicos optam por iniciar a sedação no pré-operatório, para evitar mais ansiedade e receios por parte do paciente.

2.4 Anamnese e exame físico do paciente pré-operatório

A avaliação pré-operatória é composta por anamnese (entrevista) e exame físico e deve variar de acordo com o paciente, sendo realizada de forma a atender às reais necessidades do indivíduo e seguindo as etapas da Sistematização da Assistência de Enfermagem (SAE), além das rotinas de cada instituição. Entre os principais cuidados, cabe destacar a explicação do procedimento ao paciente e aos seus familiares. Esse cuidado faz parte do preparo psicológico, o qual, quando não realizado, pode trazer grande dano emocional para esses indivíduos. É importante lembrar que o CC é um ambiente hostil para os pacientes e, por vezes, a demora nos procedimentos ou os imprevistos podem trazer grandes consequências psicológicas para o paciente e seus familiares (Santos; Tajra; Motta, 2009).

Entre as principais dificuldades para fazer a avaliação estão o número crescente de pacientes e procedimentos cirúrgicos e a necessidade da intervenção, o que diminui o tempo pré-operatório para uma adequada avaliação (Santos; Santos; Santos, 2012).

Ao se realizar o controle de risco por meio da avaliação, é possível prevenir ou reduzir a mortalidade e as morbidades causadas durante o ato cirúrgico. Para tanto, é necessário que o profissional de saúde realize o exame físico e demais exames laboratoriais para estabelecer um adequado prognóstico (Santos; Santos; Santos, 2012). Estima-se que em cerca de 17% das cirurgias ocorra o aparecimento de alguma afecção preexistente ainda no primeiro mês do pós-operatório (Leal; Silva; Oliveira, 2013).

Na avaliação, o profissional deve atentar às condições clínicas que podem causar imprevistos durante o procedimento, tais como doenças preexistentes, alterações fisiológicas e uso de medicamentos controlados, bem como questionar o paciente quanto aos procedimentos cirúrgicos e anestésicos que já utilizou em algum momento da vida, verificar peso, altura, pressão arterial, uso de álcool, cigarro ou drogas ilícitas e avaliar doenças crônicas do paciente, se for o caso. Além disso, deve verificar vias aéreas superiores para intubação e realizar ausculta cardíaca e pulmonar. A solicitação de exames complementares vai variar conforme o quadro do paciente (Santos; Santos; Santos, 2012).

De acordo com Leal, Silva e Oliveira (2013), um bom exame clínico é capaz de reduzir em até 60% a quantidade de exames laboratoriais e em 30% a taxa de cancelamento dos procedimentos. Observa-se que exames complementares têm sido utilizados para a base de diagnósticos por médicos, que, com isso, creem em menor probabilidade de complicações durante o procedimento. Vale destacar que alguns pacientes não manifestam alterações clínicas perceptíveis ou até mesmo apresentam resultados falsos-positivos nos exames laboratoriais, o que pode gerar demora na realização do procedimento cirúrgico, aumento dos custos hospitalares e até mesmo condutas negligentes pela equipe médica. A seguir, apresentamos alguns dos principais exames solicitados:

- **Raio X de tórax e eletrocardiograma (ECG)** – São exames comuns para os procedimentos cirúrgicos, mas observa-se que poderiam não ser realizados na maior parte das vezes, por se tratar de pacientes com baixo risco, sem comorbidades e em procedimentos simples. O ECG, por exemplo, gera mais preocupações e gastos desnecessários do que resultados práticos, uma vez que muitas de suas alterações não interferem na conduta médica.

- **Hemograma** – É recomendado para pacientes submetidos a cirurgias de grande porte e/ou com risco de sangramento, sendo um resultado aceitável níveis superiores a 8 g/dL. Outros procedimentos cirúrgicos simples não requerem esse exame, mesmo que o paciente apresente alterações cardiovasculares, fadiga, palidez cutânea e histórico de anemia, neoplasias ou problemas renais. Já o leucograma deve ser solicitado somente quando houver sinais de infecção de leucopenia por uso de substâncias ou doenças preexistentes. A contagem de plaquetas deve ocorrer quando houver sinais de doenças hematológicas, hepatoesplênicas ou uso de substâncias que causem plaquetopenia (diminuição do número de plaquetas).
- **Exames de coagulação** – Têm sido utilizados para prevenir problemas legais caso ocorra uma intercorrência hemorrágica. Porém, os exames por si sós não conseguem prever sangramentos ou tromboses, portanto não devem ser incluídos como exames de rotina, a menos que o paciente apresente algum risco de pequenos sangramentos, desnutrição ou faça uso de substâncias que afetem os fatores de coagulação.

Outros exames, como testes de glicemia, eletrólitos, função hepática e renal, devem ser indicados, assim como os demais, somente em caso de necessidade e identificação de alterações clínicas durante o exame físico e a anamnese (Leal; Silva; Oliveira, 2013).

2.5 Avaliação e controle de riscos

A avaliação clínica na consulta pré-operatória é fundamental para evitar ou amenizar riscos durante a cirurgia e a anestesia. Com a realização adequada de anamnese e exame físico, deve ser estimado o risco operatório para identificar possíveis agravos, preveni-los ou amenizá-los, bem como para influenciar no processo de decisão (Braga et al., 2017).

A estratificação de risco leva em consideração vários fatores, tais como as comorbidades e a cirurgia em si. A escala mais utilizada é a proposta pela Sociedade Americana de Anestesiologia (CSPP, 2012), que classifica os riscos em:

- **Risco I** – Quando o paciente está em condições saudáveis, sem anormalidades.
- **Risco II** – Quando há a presença de alguma afecção leve a moderada.
- **Risco III** – Quando o paciente tem uma doença grave e apresenta alguma limitação.
- **Risco IV** – Quando o paciente apresenta doença grave e ela se torna incapacitante.
- **Risco V** – Quando o paciente está agonizante, com alto risco de óbito.

Para saber mais

O artigo a seguir tem por objetivo realizar um levantamento dos principais cuidados a serem realizados no período pré-operatório.

CACIANO, K. R. P. da S. et al. Principais cuidados de enfermagem no pré-operatório imediato de cirurgia eletiva: um estudo de revisão integrativa. **Revista Contemporânea**, v. 3, n. 6, p. 6126-6142, 2023. Disponível em: <https://doi.org/10.56083/RCV3N6-075>. Acesso em: 14 set. 2023.

> O artigo indicado analisa o impacto do uso de *checklist* (lista de verificação) no tempo médio dos processos operatórios de pacientes submetidos a artroplastias de quadril e joelho.
>
> BATISTA, J. et al. Impacto de checklists cirúrgicos no tempo dos processos operatórios: um estudo transversal. **Revista do Colégio Brasileiro de Cirurgiões**, n. 50, 2023. Disponível em: <https://doi.org/10.1590/0100-6991e-20233425>. Acesso em: 14 set. 2023.

Síntese

Ao longo deste capítulo, foi possível conhecer mais sobre o centro cirúrgico (CC), em especial sua primeira etapa, correspondente ao período pré-cirúrgico. Além das concepções iniciais de cuidados ao paciente pré-cirúrgico, ainda verificamos as principais formas de prevenção para controle de infecções, bem como o momento em que devem ser utilizadas.

Vimos os principais cuidados de enfermagem ao paciente e seus familiares no período pré-operatório, envolvendo cuidados com procedimentos, tais como tricotomia e sondagens; cuidados fisiológicos, como os relativos a comorbidades e uso de substâncias; e cuidados de apoio psicológico, o qual deve ser estendido aos familiares.

Por fim, tratamos do exame físico e da importância de uma boa anamnese, tendo em vista uma adequada avaliação e consequente determinação do risco operatório.

Questões para revisão

1. Recomendam-se o uso de máscaras do tipo N95, com filtragem e vedação lateral adequada, e a diminuição da circulação de pessoas quando se indica a adoção de:
   a) precauções de contato.
   b) precauções de gotículas.
   c) precauções de aerossóis.
   d) precauções de contato e gotículas.
   e) Nenhuma das alternativas anteriores.

2. Um dos principais preparos para a cirurgia consiste na remoção dos pelos, prática chamada de:
   a) colecistectomia.
   b) histerectomia.
   c) tricotomia.
   d) colectomia.
   e) cistectomia.

3. O que são as medidas básicas de prevenção que precisam ser incorporadas para todos os pacientes, com suspeita ou não de alguma infeção, e consideradas a principal forma de prevenção envolvendo medidas relacionadas ao contato com secreções, urina, fezes, sangue, mucosas e com a pele quando sua integridade for rompida?
   a) Precauções-padrão.

b) Precaução com base na forma de transmissão.
c) Precauções de gotículas
d) Precauções de aerossóis.
e) Nenhuma das alternativas anteriores.

4. O pré-operatório começa quando o médico opta por realizar a cirurgia e dura até o momento em que o paciente é transferido para a sala cirúrgica. Esse período pode ser subdividido em duas etapas. Quais são elas?

5. O que é a avaliação de risco cirúrgico?

Questões para reflexão

1. Por que o centro cirúrgico (CC) pode ser considerado o setor mais importante do hospital?

2. Por que há tantas dificuldades de execução correta da avaliação pré-cirúrgica?

3. Por que a utilização de exames laboratoriais deve ser restringida?

Capítulo 3
Assistência ao paciente no período intraoperatório

Saimon da Silva Nazário

Conteúdos do capítulo:

- Tempos cirúrgicos.
- Noções de estrutura, fluxos e equipamentos em centro cirúrgico (CC).
- Nomenclaturas e terminologias para registro.
- Aspectos farmacológicos e cuidados de enfermagem.
- Circulação e organização da sala cirúrgica.
- Humanização da assistência de enfermagem em CC.

Após o estudo deste capítulo, você será capaz de:

1. identificar os tempos cirúrgicos;
2. reconhecer estrutura, fluxos e equipamentos da sala cirúrgica;
3. reconhecer as nomenclaturas e terminologias mais utilizadas;
4. identificar os principais medicamentos utilizados no intraoperatório e os principais cuidados de enfermagem;
5. compreender as funções da circulação de sala;
6. estender um olhar humanizado ao paciente cirúrgico;

O período intraoperatório consiste na operação cirúrgica propriamente dita. Ele se inicia no momento de transferência do paciente para a mesa cirúrgica e termina quando ele sai da sala cirúrgica. Durante esse período ocorrem os tempos cirúrgicos, que, em geral, correspondem a quatro momentos ou fases: a diérese, a hemostasia, a exérese e a síntese (Turrini; Sousa; Oliveira, 2007).

Nessas fases, a enfermagem assume funções como a de circulação, em que monta a sala operatória, confere as condições dessa sala, protege o paciente, verifica suas necessidades, monitoriza as atividades dos componentes da equipe e realiza a instrumentação, alcançando os instrumentais necessários ao cirurgião. Cabe lembrar que existem cinco equipes que atuam no centro cirúrgico (CC): a equipe cirúrgica, a equipe anestésica, a equipe de enfermagem, a equipe de higiene e a equipe administrativa.

A enfermagem, nesse período, deve realizar cuidados importantes, como a monitorização do paciente, em que busca mantê-lo aquecido, confere o posicionamento adequado deste para a cirurgia e, caso necessário, realiza a sondagem vesical de demora e auxilia a equipe de anestesia para a indução anestésica.

Todos esses cuidados exigem da equipe de enfermagem conhecimentos específicos, que podemos sintetizar em: tempos cirúrgicos; noções de estrutura, fluxos e equipamentos; nomenclaturas e terminologias; aspectos farmacológicos e cuidados de enfermagem; circulação e organização da sala cirúrgica; e humanização da assistência de enfermagem em CC.

3.1 **Tempos cirúrgicos**

Os tempos cirúrgicos no período intraoperatório compreendem a sequência de quatro procedimentos realizados pelo cirurgião durante o ato operatório. As intervenções cirúrgicas são realizadas nesses quatro tempos básicos. Pode haver exceções caso, por exemplo, o paciente já chegue com abertura de um abscesso ou sutura ou um corte acidental, sendo realizada somente a síntese, ou a hemostasia e a síntese.

O primeiro tempo cirúrgico é a **diérese**, que se refere à separação dos tecidos ou planos anatômicos com o intuito de facilitar a visualização e a aproximação de um órgão, superfície ou região cavitária. Pode ser definida também como rompimento ou descontinuidade dos tecidos. Um cuidado importante para o cirurgião é seguir as linhas de força da pele, bem como atentar para a extensão e a localização adequada para o acesso, de modo a permitir boa visibilidade. As incisões devem ter as bordas nítidas, favorecendo a cicatrização e a estética e respeitando os planos e as estruturas anatômicas (Turrini; Sousa; Oliveira, 2007).

A diérese pode ocorrer de forma mecânica ou física. A diérese mecânica é realizada por instrumentos cortantes. Pode ser de diferentes subtipos:

- **Punção** – É feita com a introdução de uma agulha no tecido, sendoutilizada para coletar fragmentos de tecido ou drenar coleções de líquidos.
- **Secção** – É realizada com a utilização de lâminas de bisturi ou tesouras para a segmentação ou corte de tecidos.
- **Dilatação** – É utilizada para a aumentar a dilatação de estruturas físicas anatômicas, usando-se, para isso, dilatadores.
- **Divulsão** – Essa técnica permite o afastamento do tecido nos planos anatômicos sem cortá-los, utilizando-se afastadores específicos ou tesouras de ponta romba.

Já a diérese física ocorre mediante a utilização de formas de energia para a separação dos planos anatômicos. São exemplos a diérese térmica e por *laser*:

- **Térmica** – É realizada com o uso do calor proveniente de energia elétrica, por meio, por exemplo, do bisturi elétrico, ou pelo resfriamento brusco, por meio da utilização de nitrogênio líquido.
- *Laser* – Utiliza-se um feixe de radiação concentrado de ondas luminosas de raios infravermelhos de alta potência. Há vários sistemas de *laser*, sendo os mais predominantes nas cirurgias o *laser* de CO_2 (dióxido de carbono), que tem facilidade em ser absorvido pela água existente no corpo humano.

O segundo tempo cirúrgico é a **hemostasia**, termo que é ajunção das palavras *hemo*, que significa "sangue", e *stasis*, que significa "deter"; portanto, é um processo que detém, previne ou impede o sangramento. Pode ser feita simultânea ou individualmente com a utilização de pinças e ligadura de vasos, eletrocoagulação ou compressão. Conforme Turrini, Sousa e Oliveira (2007), a homostasia pode ser prévia, temporária ou definitiva:

- **Hemostasia prévia** – Também conhecida como *pré-operatória* ou *preventiva*, ocorre quando se previne o sangramento, sendo realizada com medicamentos (baseada nos exames laboratoriais) ou de forma cirúrgica (quando se interrompe provisoriamente o fluxo sanguíneo da ferida operatória com o intuito de reduzir a perda sanguínea, com a utilização de torniquete pneumático, por exemplo).
- **Hemostasia temporária** – É realizada durante o procedimento cirúrgico para barrar temporariamente a perda sanguínea no local da cirurgia. Procede-se ao clampeamento do

tronco vascular, que é a compressão dos vasos por instrumentais como pinças em geral, aplicação de medicações, garrotes, torniquetes e esponjas anti-hemorrágicas. São exemplos de esponjas hemostáticas o Surgicel, feito de celulose oxidada, e o Spongostan, à base de colágeno de suíno hidrolisado.

- **Hemostasia definitiva** – Ocorre quando se realiza a oclusão do vaso sanguíneo permanentemente. Pode ser realizada com sutura, grampeamento, clipagem, fotocoagulação e bisturi elétrico (eletrocoagulação). As hemostasias temporárias podem ser convertidas em definitivas, mas nunca uma hemostasia definitiva pode ser convertida em temporária.

O sangramento de capilares pode ser estancado pela aplicação de substância hemostática no local, como a cera para osso, utilizada para estancar o sangramento ósseo em cirurgias ortopédicas e neurocirurgias. Outro recurso é o bisturi elétrico, empregado com a função de coagulação e secção dos tecidos por meio da aplicação local de descargas elétricas.

O bisturi elétrico é um aparelho eletrônico que tem a propriedade de transformar a corrente elétrica alternada comum em corrente elétrica de alta frequência sem causar lesão orgânica nem excitação nervosa. O efeito físico se baseia na lei de Joule, ou seja, na energia térmica produzida de alta frequência que aquece a ponta metálica do eletrodo positivo, passa pelo corpo do paciente e é eliminada através da placa dispersiva que está direta ou indiretamente ligada ao fio terra (Turrini; Sousa; Oliveira, 2007).

Esse aparelho tem as finalidades de eletrocoagulação, pela oclusão de vasos sanguíneos ou linfáticos, por meio da solidificação das substâncias proteicas ou da retração dos tecidos, e de dissecção, que consiste na secção de tecidos. É necessário aplicar gel condutor na placa neutra para neutralizar a carga elétrica quando do contato da placa com o corpo do cliente, conforme orientação do fabricante. A seguir, deve-se colocar a placa neutra sob a uma região de grande massa muscular, evitando áreas que dificultem o contato da placa com o corpo do paciente (Turrini; Sousa; Oliveira, 2007).

Os cuidados na colocação da placa incluem manter contato regular e homogêneo da placa com o corpo do paciente (os locais mais utilizados são a panturrilha, a face posterior da coxa e a região glútea); utilizar sempre substâncias gelatinosas condutoras (gel) para aumentar a eficiência de contato da placa com o corpo do paciente; evitar colocar a placa dispersiva sobre saliências ósseas, áreas muito pilosas ou tecido escarificado; verificar no pré-operatório se o paciente faz uso de placa metálica e, em caso positivo, colocar a placa de bisturi o mais distante possível dessa placa metálica. A corrente elétrica pode interferir em pacientes portadores de marca-passo.

A complicação mais comum é a queimadura decorrente do uso inadequado do bisturi elétrico, que pode ocorrer quando há contato insatisfatório entre a placa dispersiva e o paciente; quando há conexão inadequada entre o aparelho e a placa dispersiva e/ou a unidade de eletrocirurgia e o fio terra da sala de cirurgia; ou, ainda, quando há contato do paciente com partes metálicas da mesa cirúrgica.

A terceira etapa ou tempo cirúrgico é a **exérese**, mais conhecida como a cirurgia propriamente dita. É a etapa do procedimento cirúrgico em que ocorre a remoção cirúrgica de um tecido ou órgão com mau funcionamento ou doente. A exérese pode ser realizada para controle ou resolução de alguma intercorrência e para fins diagnósticos, reconstituindo-se a área de modo a deixá-la da forma mais fisiológica possível (Turrini; Sousa; Oliveira, 2007).

O último tempo cirúrgico é a **síntese**, que consiste em aproximar, ajustar ou adaptar as bordas de uma lesão, tendo em vista estabelecer a proximidade para facilitar o processo de cicatrização ou a continuidade tecidual. Quanto mais fisiológica for a diérese, melhor será o resultado da síntese (Turrini; Sousa; Oliveira, 2007).

A síntese pode ser de dois tipos:

- **Temporária** – Quando os fios cirúrgicos precisam ser removidos da ferida operatória após a aderência ou o fechamento das bordas.
- **Definitiva** – Também chamada de *permanente*, quando os fios cirúrgicos permanecem no interior dos tecidos, sem a necessidade de remoção após o fechamento das bordas da ferida.

Na síntese cirúrgica, são muito utilizados os fios cirúrgicos, que variam de espessura, sendo classificados de 1 a 5 e de 0-0 a 12-0. Nessa escala, o 0 é o ponto inicial, sendo que a indicação de 1 a 5 sinaliza que se aumenta progressivamente a espessura dos fios, enquanto a indicação de 1-0 a 12-0 sinaliza que se diminui progressivamente a espessura dos fios.

Os fios cirúrgicos podem ser divididos ainda em absorvíveis e não **absorvíveis**. Entre os absorvíveis está o Catgut, feito de material animal (intestino delgado de bovinos), que pode ser simples, sendo absorvido de 7 a 10 dias, ou cromado, cuja absorção ocorre entre 21 e 28 dias. Há ainda outras marcas, como o Poliglactina (Vicryl), que é absorvido em 15 dias, o Poliglecapone (Caprofil), absorvido entre 91 e 119 dias, e o Polidioxanona (PDS II), absorvido em 180 dias.

Os fios **não absorvíveis** são aqueles que permanecem encapsulados, ou envolvidos em material fibroso nas estruturas internas e nas suturas da pele. São exemplos os fios sintéticos de *nylon*, poliéster e polipropileno, os fios metálicos, que podem ser de monofilamentos ou multifilamentos de aço, e os fios de prata e bronze. Em geral, devem ser removidos entre 7 e 10 dias.

3.2 Noções de estrutura, fluxos e equipamentos em centro cirúrgico

Segundo a Resolução da Diretoria Colegiada (RDC) n. 50, de 21 de fevereiro de 2002 (Brasil, 2002), publicada pela Agência Nacional de Vigilância Sanitária (Anvisa), que dispõe sobre o regulamento técnico para planejamento, programação, elaboração e avaliação de projetos físicos de Estabelecimentos de Assistência à Saúde (EAS), os centros cirúrgicos (CCs) devem ter pelo menos 2 salas cirúrgicas, sendo que, a cada 50 leitos não especializados ou 15 leitos cirúrgicos, deve haver 1 sala cirúrgica. O tamanho varia de acordo com a especialidade; por exemplo, as salas pequenas medem pelo menos 20 metros quadrados e servem, principalmente, para serviços de oftalmologia, endoscopia e otorrinolaringologia; as salas médias têm no mínimo 25 metros quadrados, sendo utilizadas para cirurgia geral; e as salas grandes medem pelo menos 36 metros quadrados, sendo mais utilizadas para cirurgias ortopédicas, neurocirurgias e cirurgias cardíacas.

Todas as salas cirúrgicas precisam contar com dois postos de oxigênio e de ar comprimido, um posto de vácuo e, caso haja disponibilidade, um posto de óxido nitroso. Deve haver ainda dois conjuntos de quatro tomadas em paredes distintas e tomada para aparelho transportável de raio X. As tomadas devem estar localizadas à distância de 1,5 metro do piso e ter sistema de aterramento para prevenir choque e queimaduras no paciente e na equipe.

A sala cirúrgica deve ter iluminação artificial adequada, que não altere a cor do paciente, e iluminação direta com foco cirúrgico. Os focos de luz podem ser o foco de teto (fixado no teto, fazendo parte da estrutura física), o foco frontal (perto da cabeça do cirurgião, para iluminar o campo de visão) e o foco auxiliar (móvel; pode ser retirado da sala).

As paredes devem ter cantos arredondados e revestimento de material resistente, além de superfície lisa e lavável, para facilitar a higienização. O piso deve ser resistente ao uso de água e desinfetantes, mas não poroso, e ser de superfície lisa e de fácil limpeza. As portas devem ser amplas, do tipo vaivém (abertura para ambos os lados), revestidas de materiais laváveis, de cor neutra e providas de visor para ser possível observar o que está acontecendo dentro da sala, sem a necessidade de interromper os profissionais.

As janelas podem estar presentes no CC de modo a permitir a entrada de luz natural em todo o ambiente, mas devem ser lacradas e providas de vidro fosco, impedindo que alguém de fora consiga olhar para dentro do ambiente cirúrgico. A utilização de janelas é indicada tendo em vista a humanização e o auxílio no alívio do estresse do ambiente cirúrgico.

É recomendável que haja exaustores de ar para retirada de odores, calor, gases anestésicos voláteis, bem como para controle bacteriológico. Além disso, exaustores podem impedir a entrada de partículas contaminantes e promovem a troca de ar de 10 a 20 vezes por hora, pois o ar é uma via de transmissão de bactérias e micro-organismos.

Os equipamentos que devem estar presentes na sala cirúrgica podem ser divididos em *fixos* e *móveis*. São exemplos de equipamentos fixos o foco central, o negatoscópio (aparelho para visualizar radiografias e exames de imagem), o sistema de canalização de ar e gases, as prateleiras, o suporte de soro fixo, os aparelhos de ar-condicionado. Exemplos de equipamentos móveis são a mesa cirúrgica e os acessórios, o aparelho de anestesia, as mesas auxiliares, os aspirados de secreções, o foco auxiliar, o banco giratório, o balde inoxidável, o suporte de braço, o *hamper* (saco para o transporte de roupas sujas infectantes), a escada de dois degraus, os aparelhos monitores, o carro ou a mesa para materiais estéreis e os equipamentos do paciente, como coxins de espuma e talas.

3.3 Nomenclaturas e terminologias para registro

A clínica cirúrgica utiliza vários termos para identificar o órgão e o procedimento. Geralmente, o órgão ou local do procedimento é denominado por um prefixo, enquanto a manobra ou procedimento é denominada por um sufixo, conforme indicado nos quadros a seguir.

Quadro 3.1 – Principais prefixos em procedimentos cirúrgicos

Prefixo	Significado
A-	Negação; ausência
Acro-	Relativo às extremidades
Adeno-	Relativo à glândula
Angio-	Relativo aos vasos
Anti-	Oposição; contra
Arterio-	Relativo às artérias

(continua)

(Quadro 3.1 – continuação)

Prefixo	Significado
Artro-	Relativo às articulações
Blefaro-	Relativo à pálpebra
Cárdia-	Relativo ao esfíncter esôfago-gástrico
Cardio-	Relativo ao coração
Céfalo-	Relativo à cabeça
Cisto-	Relativo à bexiga ou bolsa com fluidos
Clido-	Relativo à clavícula
Cole-	Relativo à vesícula e às vias biliares
Colo-	Relativo ao cólon
Colpo-	Relativo à vagina
Condro-	Relativo às cartilagens
Dacrio-	Relativo à lágrima
Entero-	Relativo ao intestino delgado
Espleno-	Relativo ao baço
Flebo-	Relativo às veias
Gastro-	Relativo ao estômago
Hemo-	Relativo ao sangue
Hepato-	Relativo ao fígado
Histero-	Relativo ao útero
Láparo-	Relativo à parede abdominal
Masto-	Relativo às mamas
Meningo-	Relativo à meninge
Mio-	Relativo aos músculos
Nefro-	Relativo aos rins
Oftalmo-	Relativo aos olhos
Oóforo-	Relativo aos ovários
Orqui-	Relativo aos testículos
Ósteo-	Relativo aos ossos
Oto-	Relativo aos ouvidos

(Quadro 3.1 – conclusão)

Prefixo	Significado
Pielo-	Relativo à pelve renal
Procto-	Relativo ao reto e ao ânus
Rino-	Relativo ao nariz
Salpingo-	Relativo às tubas uterinas
Teno-	Relativo aos tendões
Traqueo-	Relativo à traqueia

Fonte: Carvalho; Bianchi, 2016, p. 135-137.

Quadro 3.2 – Principais sufixos em procedimentos cirúrgicos

Sufixo	Significado
-algia/algo	Dor
-anastomose	Construção de passagem entre dois órgãos
-anti	Contra
-bradi	Lento
-cele	Tumor; hérnia
-centese	Punção; orifício
-clise	Fechamento
-dese	Fusão; ligação; fixação
-dia	Através; separado
-ectas	Dilatação
-ecto	Externo
-ectomia	Extirpação/remoção parcial ou total de um órgão
-estase	Parada
-estasia	Relativo à sensibilidade
-fago	Ato de comer
-fasia	Fala; palavra
-glico	Açúcar
-grama	Registro; escrito
-hiper	Alto; acima; excessivo

(continua)

(Quadro 3.2 – conclusão)

Sufixo	Significado
-hipo	Abaixo; deficiente
-infra	Abaixo
-inter	Entre; em meio de
-intra	Dentro; no lado de dentro
-ite	Inflamação
-lise	Dissolução; destruição; liberação
-lito	Cálculo; pedra
-mega	Dilatação
-oma	Tumor
-penia	Falta de
-peri	Ao redor; próximo
-pexia	Elevação; fixação de uma estrutura corpórea
-plastia	Reparação plástica da forma ou da função do segmento afetado
-pseudo	Falso
-ptose	Prolapso; queda
-rafia	Sutura
-retro	Atrás; posterior a
-scopia	Visualização do interior de um órgão cavitário ou de uma cavidade com o auxílio de endoscópios
-sintese	Composição
-stasia	Parada; detenção
-stomia	Realização de uma "nova boca"; comunicação de um órgão tubular ou oco com o meio externo
-strofia	Torção
-supra	Sobre; acima
-taqui	Rápido; veloz
-tomia/tomo	Incisão; corte; abertura de parede ou órgão
-trans	Através
-tripsia	Esmagamento
-uro	Urina

Fonte: Carvalho; Bianchi, 2016, p. 135-137.

Alguns procedimentos não seguem o mesmo padrão (Quadro 3.3), mas são muito utilizados no ambiente cirúrgico.

Quadro 3.3 – Outros termos cirúrgicos

Procedimento	Significado
Amputação	Retirada total ou parcial de um membro ou órgão situado em uma extremidade
Anastomose	Comunicação cirúrgica entre dois vasos sanguíneos ou entre duas vísceras ocas
Artrodese	Imobilização cirúrgica de articulação
Bartholinectomia	Exérese/retirada de cisto de Bartholin
Biópsia	Extração de parte de tecidos vivos para exame microscópico com finalidade diagnóstica
Cauterização	Destruição de tecido por meio de agente cáustico ou calor/bisturi elétrico
Cesariana	Retirada do feto por incisão através da parede abdominal
Circuncisão	Ressecção da pele do prepúcio peniano, que encobre a glande
Cistocele	Correção da queda da bexiga
Curetagem	Raspagem e remoção de conteúdo uterino
Deiscência	Abertura e separação das bordas previamente unidas e suturadas
Dissecção	Isolamento de um órgão ou estrutura por meio cirúrgico
Divertículo	Bolsa que sai da cavidade
Enxerto	Inserção de material autógeno, homólogo, heterólogo ou sintético para correção de defeito em tecido ou órgão
Episiotomia	Incisão perineal para evitar a ruptura do períneo durante o parto natural
Evisceração	Exteriorização de uma víscera para fora da cavidade
Exérese	Extirpação total ou parcial de um segmento corpóreo
Fístula	Orifício que permite a comunicação de parte de um órgão, cavidade ou supuração com a superfície cutaneomucosa

(continua)

(Quadro 3.3 – conclusão)

Procedimento	Significado
Goniotomia	Cirurgia para correção de glaucoma
Onfalectomia	Remoção do umbigo
Paracentese	Punção de uma cavidade natural cheia de líquido com agulha ou trocarte para aspiração de tal conteúdo
Ressecção	Remoção cirúrgica de parte de um órgão
Retocele	Protrusão de parte do reto
Toracocentese	Punção e aspiração do espaço intrapleural para remoção de líquido
Varicocele	Dilatação de veias escrotais
Vasectomia	Corte de um segmento do canal deferente

Fonte: Carvalho; Bianchi, 2016, p. 142-143.

3.4 Aspectos farmacológicos e cuidados de enfermagem

Os fármacos utilizados no período intraoperatório consistem basicamente nos anestésicos. Estes podem ser divididos em inalatórios, intravenosos, peridural e raquianestesia. A escolha das drogas varia de acordo com a capacidade de manutenção da respiração e da circulação, com equilíbrio homeostático e integridade física (Magalhães; Govêia; Moreira 2018).

Anestésicos inalatórios

Entre os principais anestésicos inalatórios, de acordo com Magalhães, Govêia e Moreira (2018), estão os descritos a seguir:

- **Gás óxido nitroso** – É um potente analgésico, mas um anestésico geral fraco, sendo frequentemente associado a outros fármacos para obter ação anestésica indolor. Não deprime o sistema respiratório nem produz relaxamento da musculatura esquelética. Tem efeito menos hepatotóxico, sendo o mais seguro dos anestésicos inalatórios, desde que seja associado a, no mínimo, 20% de oxigênio. Produz euforia e agitação em crianças.

- **Halotano (hidrocarbonetos halogenados)** – Tem capacidade de induzir rapidamente o estado anestésico e permitir rápida recuperação. Normalmente coadministrado com óxido nitroso, opioides ou anestésicos locais, relaxa os músculos esqueléticos e uterinos, podendo ser empregado em obstetrícia, quando há indicação de relaxamento uterino. Produz depressão circulatória, arritmias e hepatotoxicidade.

- **Enflurano (hidrocarbonetos halogenados)** – É menos potente do que o halotano, mas produz rápida indução e recuperação. É excretado pelos rins, razão pela qual é contraindicado para pacientes com insuficiência renal. Produz menos arritmias, menor sensibilização do coração às catecolaminas e não tem ação hepatotóxica. Seus efeitos são potencializados com o uso de relaxantes musculares. Causa excitação do sistema nervoso central e, por isso, é contraindicado em pacientes com distúrbios convulsivos. É mais utilizado em procedimentos cirúrgicos realizados em pacientes adultos.

- **Isoflurano ou forane (hidrocarbonetos halogenados)** – Não tem ação tóxica aos tecidos, não provoca arritmias cardíacas e não apresenta sensibilização cardíaca às catecolaminas, mas produz vasodilatação periférica acentuada e, com isso, hipotensão. Pode induzir a vasodilatação coronariana, aumentando o fluxo sanguíneo e o consumo de oxigênio pelo miocárdio, razão pela qual é indicado para pacientes cardiopatas.

- **Desflurano (hidrocarbonetos halogenados)** – Produz rápida indução e recuperação anestésica, apresentando baixa volatilidade, motivo pelo qual deve ser administrado com vapor especial. Diminui a resistência vascular e proporciona boa irrigação aos tecidos. Tem efeito irritante nas vias aéreas e pode causar laringoespasmo, tosse e secreção brônquica excessiva. Não é empregado para indução de anestesias longas.
- **Sevoflurano ou sevorane (hidrocarbonetos halogenados)** – Tem baixa pungência, permitindo rápida captação sem causar irritação às vias aéreas durante a indução. Pode ser administrado em crianças. É rapidamente absorvido e excretado, apresentando um tempo de recuperação mais rápido do que os outros anestésicos. Sua biotransformação ocorre no fígado; por conta disso, é contraindicado a pacientes com afecções hepáticas. Também tem ação nefrotóxica.

Anestésicos intravenosos

Entre os principais anestésicos intravenosos, de acordo com Magalhães, Govêia e Moreira (2018), estão os descritos a seguir:

- **Barbitúricos** – Um exemplo é o tiopental, um potente anestésico, mas analgésico fraco, alcançando o sistema nervoso central rapidamente e deprimindo sua função em menos de um minuto. Consegue induzir a hipnose, sendo considerado altamente potente e produzindo um baixo bloqueio neurovegetativo. Sua ação é de curta duração, não produzindo analgesia e relaxamento muscular. Sua utilização é contraindicada aos pacientes cardiopatas.
- **Benzodiazepínicos, como midazolan, diazepan e lorazepan** – São administrados com os anestésicos para produzir

sedação. Têm sido os mais utilizados, estando disponíveis em várias formações, inclusive oral. O diazepan e o lorazepam auxiliam no efeito amnésico, ao mesmo tempo que causam sedação. O medicamento antagonista dos benzodiazepínicos é o flumazenil.

- **Opioides, como fentanil, sulfentanila, alfentanil, morfina e tramadol** – São comumente associados aos anestésicos em virtude de sua ação analgésica. Podem ser administrados por via endovenosa, epidural (no espaço ao redor da medula espinhal) ou intratecal (no fluido ao redor da medula espinhal). Sua administração pode causar hipotensão, depressão respiratória, rigidez muscular, náuseas e vômitos pós-anestésicos. O medicamento antagonista dos opioides é o naloxona.
- **Anestésicos locais, como lidocaína (com ação rápida), bupivacaína (com ação lenta), procaína e tetracaína** – São aplicados localmente e provocam o bloqueio da condução nervosa dos impulsos sensoriais da periferia ao sistema nervoso central. Na presença de um vasoconstritor, como a epinefrina, sua absorção é retardada, minimizando a toxicidade e aumentando a duração do efeito. Efeitos adversos incluem convulsões, colapso cardiovascular, cardiotoxicidade e reações alérgicas.
- **Bloqueadores neuromusculares** – Entre esses bloqueadores, podemos citar o pancurônio, cuja ação é longa, cerca de 90 a 120 minutos, e útil durante a ventilação mecânica invasiva, sendo contraindicado para pacientes cardiopatas; o atracúrio, cuja ação é intermediária, com duração de 15 a 20 minutos, sendo útil durante a ventilação mecânica invasiva e mais indicado para pacientes nefropatas e hepatopatas; a succinilcolina, que é empregada no auxílio da intubação orotraqueal, mas apresenta como efeitos adversos parada

cardiorrespiratória, hipertermia maligna e arritmia cardíaca; o propofol, um fármaco sedativo e hipnótico, endovenoso, utilizado na indução ou na manutenção da anestesia. Seu início de ação ocorre em cerca de 40 segundos, sendo necessária a associação de narcóticos para obtenção da analgesia. Facilita a depressão do sistema nervoso central, proporcionando fenômenos excitatórios, como miofasciculações, movimentos espontâneos e soluços.

Peridural

O paciente pode ficar sentado ou em decúbito lateral para o procedimento. A injeção do anestésico local no espaço epidural vai se difundir por condução nervosa, produzindo insensibilidade aos estímulos álgicos. Tem amplo efeito de supressão da dor, redução da motricidade e manutenção da sensação tátil, sendo possível anestesiar desde a região abdominal até os membros inferiores. É indicado para cirurgias obstétricas, abdominais e intraumbilicais. É contraindicada para pacientes com hipovolemia, cardiopatias, infecção local, convulsões, septicemias, bacteremias, síndromes hemorrágicas e que façam uso de anticoagulantes. Apresenta como complicações dor lombar, hematoma e toxicidade.

Raquianestesia

Provoca perda total da sensação dolorosa, da função motora e da sensibilidade. Pode-se anestesiar desde a região mamária até os membros inferiores. A administração ocorre com o paciente em posição fetal ou em decúbito lateral, entre as vértebras L4 e L5. O medicamento é introduzido no espaço subaracnóideo, bloqueando os estímulos álgicos em virtude da condução do bloqueio venoso. Apresenta como complicações a hipotensão grave e a cefaleia. São exemplos de drogas usadas em raquianestesia e anestesia peridural a bupivacaína (empregada em procedimentos operatórios prolongados) e a lidocaína (utilizada em procedimentos curtos). Ambas podem vir acompanhadas de vasoconstritor (adrenalina) ou glicose.

Alguns anestésicos podem produzir hipersecreção de muco e saliva e provocar vômitos ou regurgitação, especialmente quando o paciente ainda tem alimento no estômago. Nesse caso, deve-se lateralizar o paciente com a parte da mesa que sustenta a cabeça abaixada e utilizar uma cuba rim para recolher o vômito. Um aparelho de aspiração deve estar disponível para remover a saliva e os conteúdos gástricos (Magalhães; Govêia; Moreira, 2018).

Realizada a indução anestésica e antes da incisão, um dos momentos mais importantes, tendo em vista a segurança do paciente no período intraoperatório, é a pausa cirúrgica, estabelecida para verificar as condições de segurança e trabalho da equipe. O condutor da pausa solicita que cada membro da equipe se apresente pelo nome e pela função e, em seguida, confirme a cirurgia correta, o paciente correto e o sítio cirúrgico correto. Outros itens também devem ser confirmados verbalmente, tais como o antibiótico profilático utilizado e o acesso a exames de imagem, caso necessário.

Outro cuidado importante antes do início do procedimento se refere ao posicionamento cirúrgico do paciente, que deve viabilizar uma boa exposição e ser de fácil acesso ao campo cirúrgico. Portanto, deve-se levar em consideração o tipo de cirurgia que será realizada. Com a escolha da posição, busca-se facilitar os movimentos respiratórios (não atrapalhar os movimentos respiratórios, em especial quando o paciente apresenta dificuldades para respirar); não comprimir terminações nervosas e vasos sanguíneos para não causar isquemia e maiores lesões; não deixar os membros superiores e inferiores pendentes; e evitar distensões musculares em qualquer parte do corpo.

Segundo Sousa, Bispo e Acunã (2018), as posições que podem ser adotadas são as seguintes:

- **Decúbito dorsal ou supina** (com o abdômen para cima ou o dorso para baixo) – Nessa posição, a parte que pode ser operada é toda a porção anterior do corpo. É a posição usual para indução anestésica.
- **Decúbito ventral ou prona** (com o abdômen para baixo) – Nessa posição, pode ser operada toda a região posterior do corpo.
- *Trendelenburg* (decúbito dorsal com pernas elevadas e cabeça para baixo) – Essa posição oferece melhor visualização dos órgãos pélvicos. Pode interferir na respiração, pelo peso das vísceras sobre o pulmão.
- **Proclive ou *Trendelenburg* reversa** (com a cabeça para cima) – É uma posição muito utilizada em cirurgias de cabeça, pescoço e abdômen.
- **Decúbito lateral, direito ou esquerdo** – É uma posição utilizada em casos de cirurgia renal, mas pacientes com problemas respiratórios não conseguem mantê-la por muito tempo.
- **Posição ginecológica ou litotomia** (decúbito dorsal com as pernas abertas e joelho flexionado, permitindo maior visualização da área genital e anal) – Essa posição é utilizada para procedimentos nessas regiões e partos. É desconfortável para o paciente.
- **Gênito-peitoral** (decúbito ventral com tórax e coxas flexionados, apoiando-se nos joelhos) – É uma posição utilizada em cirurgias de reto e próstata.

- **Fowler ou semi-Fowler** (com a cabeceira elevada) – Essa posição é indicada por conforto e como omelhor padrão para o paciente. É utilizada em neurocirurgias, mamoplastias e abdominoplastias.

3.5 Circulação e organização da sala cirúrgica

A montagem da sala operatória consiste na conferência do funcionamento de todos os equipamentos, medicamentos e materiais necessários para o funcionamento da sala de cirurgia. O profissional deve organizar a sala cirúrgica após a desinfecção, colocar todos os materiais posicionais nos respectivos locais e abri-los com técnica correta para não contaminá-los (Possari, 2011).

Alguns desses materiais são caixa cirúrgica, luvas estéreis, luvas de procedimento, *kit* para degermação, compressas estéreis, gazes estéreis, aventais estéreis, campos estéreis, lâminas, fios de sutura, seringas, agulhas, medicamentos, *kit* para anestesia, soro fisiológico em aquecimento, soluções antissépticas e degermantes, mesa auxiliar, mesa de procedimento, entre outros materiais que possam ser necessários de acordo com o tipo de intervenção cirúrgica (Possari, 2011).

Cada tipo de cirurgia pode requerer mais ou menos materiais. Os instrumentos devem ser colocados na mesa com a ponta voltada para o instrumentador, a fim de facilitar a entrega com o cabo voltado para o cirurgião em posição de uso, com a utilização de uma ou duas compressas enroladas para apoiar os instrumentos, amarradas com o próprio cadarço da compressa (Possari, 2011).

Os instrumentos que provavelmente não serão usados, mas que precisam estar disponíveis, devem estar dispostos na mesa auxiliar, preferencialmente cobertos com um campo. Outros materiais que serão usados devem ser mantidos à disposição para quando forem necessários. Ao final do procedimento, deve-se realizar a contagem de instrumentos e compressas duas vezes (Possari, 2011).

3.6 Humanização da assistência de enfermagem em centro cirúrgico

A humanização é ponto fundamental na assistência de enfermagem, em especial no intraoperatório, tendo-se em vista a sobrecarga procedimental e burocrática da equipe, bem como a sobrecarga emocional e tensional do paciente, em razão do procedimento. O excesso de procedimentos e técnicas e a tensão que envolve as atividades do CC facilitam que o trabalho se torne mecanizado, o que muitas vezes se traduz no esquecimento do diálogo com o paciente, do oferecimento de apoio, como oferecer a mão, por exemplo (Bedin; Ribeiro; Barreto, 2005).

Para promover a assistência de forma humanizada, é importante que o profissional observe os aspectos humanos, tais como receber bem o paciente, apresentar-se, tratá-lo com carinho, educação e respeito, entender que o ambiente do CC é desconhecido, o que pode gerar ansiedade e medo (Bedin; Ribeiro; Barreto, 2005).

Olhar para o paciente, informar quem é e o que faz na equipe são atitudes importantes do profissional para diminuir as tensões do usuário. No imaginário do paciente, o CC é dotado de certa obscuridade; assim, ele pode se sentir sozinho e amedrontado pela presença dos equipamentos (Bedin; Ribeiro; Barreto, 2005).

É preciso, ainda, preservar a intimidade do paciente, observando que ele já se sente exposto em um lugar totalmente estranho, coberto de inseguranças. Assim, não convém deixá-lo sozinho, pois momentos de solidão acarretam ainda mais condições de medo, ansiedade e nervosismo, sendo necessário preocupar-se em passar segurança, de modo a promover o conforto do paciente (Bedin; Ribeiro; Barreto, 2005).

Para saber mais

Quase deuses é um filme baseado em fatos reais que conta a história de um marceneiro que, em virtude da Grande Depressão, perdeu seu emprego e teve de trabalhar como faxineiro em uma faculdade de medicina. Assim, ele ajuda um médico pesquisador em cirurgia cardíaca a criar novas técnicas para a cirurgia.

QUASE deuses. Direção: Joseph Sargent. EUA: HBO, 2004. 110 min.

Síntese

Ao longo deste capítulo, abordamos os tempos cirúrgicos, bem como a estrutura, os fluxos e os equipamentos em um centro cirúrgico (CC). Mostramos as principais nomenclaturas e terminologias para a realização do registro, com os principais prefixos e sufixos utilizados.

Os principais fármacos e cuidados de enfermagem empregados no período intraoperatório foram apresentados, assim como as funções de circulação e organização da sala cirúrgica.

Por fim, enfocamos a humanização da assistência de enfermagem em CC, ponto essencial em razão da sobrecarga procedimental e burocrática da equipe, bem como das condições emocionais e tensionais do paciente.

Questões para revisão

1. Qual é a sequência de procedimentos realizados pelo cirurgião durante a cirurgia que define os quatro tempos cirúrgicos?
   a) Punção – secção – hemostasia – dilatação.
   b) Diérese – hemostasia – exérese – síntese.
   c) Diérese física – diérese mecânica – síntese – hemostasia.
   d) Exérese – síntese – diérese – hemostasia.
   e) Punção – hemostasia – diérese – síntese.

2. Nas terminologias cirúrgicas, usam-se prefixos que se referem à parte do corpo e sufixos que designam os tipos de procedimento. Dessa forma, é correto afirmar:
   a) A colecistectomia é a retirada de uma porção do cólon.
   b) A histerectomia é a retirada da bexiga.
   c) A ooforectomia é a remoção dos ovários.
   d) A colectomia é a remoção das vias biliares.
   e) A cistectomia é a remoção do útero.

3. Sobre o posicionamento cirúrgico, assinale a alternativa correta:
   a) Na posição dorsal ou supina, toda a parte anterior do corpo pode ser operada.
   b) A posição ventral ou prona é a mais utilizada para indução anestésica.

c) Na posição de *Trendelenburg*, o paciente permanece na posição dorsal com a cabeceira elevada.

d) Na posiçãode *Trendelenburg*, o paciente fica em decúbito ventral com a cabeça para cima.

e) Na posição prona, o paciente permanece em decúbito lateral esquerdo ou direito.

4. O bisturi elétrico é um aparelho eletrônico que tem a propriedade de transformar a corrente elétrica alternada comum em corrente elétrica de alta frequência sem causar lesão orgânica nem excitação nervosa. Quais são os cuidados para a utilização desse aparelho?

5. De acordo com a Resolução da Diretoria Colegiada (RDC) n. 50, de 21 de fevereiro de 2002, que dispõe sobre o regulamento técnico para planejamento, programação, elaboração e avaliação de projetos físicos de Estabelecimentos de Assistência à Saúde (EAS), os centros cirúrgicos devem ter, no mínimo, quantas salas cirúrgicas, tendo em vista os leitos não especializados e cirúrgicos?

Questões para reflexão

1. Por que a humanização no período intraoperatório é fundamental para a assistência de enfermagem?

2. Por que a pausa cirúrgica é um dos momentos mais importantes para a segurança do paciente?

3. Por que, mesmo sendo considerados os quatro tempos básicos das intervenções cirúrgicas, nem todos os pacientes passam por todos os quatro tempos?

Capítulo 4
Assistência de enfermagem ao paciente no período pós-operatório

Anna Beatriz de Lacerda Pinto Naumes

Conteúdos do capítulo:

- Assistência de enfermagem ao paciente em recuperação pós-anestésica.
- Aplicação de escalas e avaliação do estado geral.
- Alguns aspectos da anestesia e cuidados de enfermagem.
- Intercorrências e complicações frequentes no pós-operatório.
- Processo de enfermagem (PE): avaliação e continuidade do cuidado.

Após o estudo deste capítulo, você será capaz de:

1. identificar as prioridades no cuidado ao paciente no período pós-operatório;
2. compreender as principais metodologias de avaliação dos pacientes nesse período;
3. identificar um cuidado de enfermagem baseado nas necessidades reais do paciente em pós-operatório, assim como realizar o planejamento da assistência a esses pacientes;
4. descrever as principais complicações que os pacientes podem apresentar e como manejá-las;
5. entender como realizar cuidados dentro de uma linha de continuidade, de maneira que seja oferecido ao paciente um cuidado integral e não fragmentado na alta da sala de recuperação pós-anestésica (SRPA) e na saída do bloco cirúrgico.

O período de recuperação pós-anestésica é descrito como o período entre o momento da saída do paciente da sala operatória e o momento da alta da sala de recuperação pós-anestésica (SRPA), com a saída do paciente do bloco operatório (Guanabara Koogan, 2019). A equipe multiprofissional destinada aos cuidados a esses pacientes deve oferecer suporte àqueles que necessitem de observação contínua e de cuidados de maior especificidade (Possari, 2011).

O enfermeiro responsável pela SRPA deve compreender todos os aspectos do cuidado integrado ao paciente, assim como as principais características do período pós-operatório. Toda a equipe de enfermagem deve ser treinada e estar preparada para responder rapidamente a quaisquer intercorrências que possam surgir.

Para que a assistência prestada tenha qualidade superior, é necessário que todos os esforços estejam alinhados, desde o dimensionamento correto da equipe e dos equipamentos até a adoção de protocolos de cuidados padronizados baseados nas principais características desse período.

4.1 A sala de recuperação pós-anestésica

A unidade de recuperação pós-anestésica, também chamada de *sala de recuperação pós-anestésica (SRPA)*, deve ficar localizada próxima das salas de cirurgia, dentro do bloco operatório. Deve ter um dimensionamento adequado ao tamanho do bloco cirúrgico, com uma média de 1,5 leito por sala de cirurgia, sendo necessário aumentar essa fração para 2 leitos quando há maior número de cirurgias ambulatoriais (Prado et al., 1998).

São indispensáveis à SRPA os seguintes requisitos ambientais: localização próxima às salas de cirurgia, temperatura, ventilação e iluminação adequadas, piso que seja refratário à condutibilidade elétrica e planejado de modo a facilitar a limpeza (Prado et al., 1998).

Também é necessário que haja espaço suficiente, sendo que a área deve ser superior a 25 metros quadrados. Ademais, os leitos devem estar dispostos de maneira que, de qualquer ângulo da sala, os pacientes possam ser avistados. As portas devem ser amplas, de forma que permitam a entrada e a manobra de macas e de aparelhos transportáveis, como de raio X, aparelho/carrinho de anestesia e aspiradores portáteis (Prado et al., 1998).

Deve ainda haver fonte de oxigênio permanente e disponível a todos os leitos, estantes e armários amplos para depósito de medicamentos, materiais cirúrgicos e aparelhos específicos, como bombas de infusão, respiradores, monitores e demais aparelhos que possam ser necessários para a manutenção da vida dos pacientes (Prado et al., 1998).

Os pacientes que ainda estão sob anestesia ou se recuperando desta são admitidos nessa unidade para que haja um fácil acesso da equipe de enfermagem, que, obrigatoriamente, deve ser experiente, altamente competente e ágil, a fim de identificar precocemente quaisquer intercorrências e prontamente intervir de maneira assertiva (Passos, 2012).

A equipe médica, principalmente os anestesiologistas ou anestesistas, devem estar presentes e disponíveis para o pronto atendimento de todas as situações que possam surgir; os cirurgiões também podem prestar atendimento e realizar avaliações.

É necessária toda a estrutura para monitoração e suporte pulmonar e hemodinâmico avançado, equipamento especial e medicamentos, a fim de que o paciente possa ser atendido completamente, qualquer que seja a natureza da intercorrência (Passos, 2012). Isso compreende saídas de oxigênio, ar comprimido e, se possível, vácuo central para todos os leitos; carro de emergência completo e prontamente disponível; materiais e equipamentos para pequenas cirurgias, drenagens e demais intercorrências que possam vir a acontecer.

A assistência prestada ao paciente na SRPA requer, principalmente, cuidados até o retorno completo da consciência e a homeostase, exigindo monitorização constante, cuidados específicos e prevenção de intercorrências (Possari, 2011; Pereira et al., 2018).

Normalmente, a SRPA também é utilizada como retaguarda da Unidade de Terapia Intensiva (UTI), para assistência a pacientes intensivos após a realização de procedimentos cirúrgicos, pois, quando não há vaga para os pacientes na UTI, estes devem permanecer na SRPA e contar com toda a estrutura necessária a seu cuidado (Machado, 2019).

Entretanto, devemos destacar que a assistência a pacientes críticos é diferente da rotina vivenciada na SRPA, que se baseia em prevenção, rápida identificação e atendimento a complicações pós-operatórias, além da alta rotatividade dos leitos, uma vez que se trata basicamente de uma unidade de passagem, em que geralmente o paciente permanece apenas algumas horas (entre duas a quatro horas após o término do procedimento cirúrgico) antes de ser encaminhado ao seu aposento de destino ou mesmo à alta, nos casos ambulatoriais (Aldrete, 1995; Ali; Taguchi; Rosenberg, 2003).

Esse tipo de assistência a pacientes críticos, ainda que de forma pontual e esporádica, requer adequações no ambiente físico do setor, na quantidade de equipamentos e no dimensionamento da equipe assistencial, bem como o bom funcionamento de todos os materiais e equipamentos. Nessas situações, ainda devemos destacar a presença contínua do enfermeiro e do médico intensivista para oferecer o suporte de cuidado intensivo necessário (Jardim; Machado; Viegas, 2020).

A Resolução n. 2.174, de 14 de dezembro de 2017, do Conselho Federal de Medicina (CFM, 2018), dispõe sobre a prática do ato anestésico e apresenta diversos itens que devem ser cumpridos com vistas à segurança do ato anestésico, em relação tanto aos equipamentos e à estrutura quanto à conduta médica (médico anestesista).

No art. 6º dessa resolução, está assim descrito:

> Art. 6º Após a anestesia, o paciente deverá ser removido para a sala de recuperação pós-anestésica (SRPA) ou para o Centro de Terapia Intensiva (CTI), conforme o caso, sendo necessário um médico responsável para cada um dos setores (a presença de médico anestesista na SRPA). (CFM, 2018)

Essa resolução destaca ainda que o transporte de todos os pacientes da sala de operações (independentemente de sua complexidade) para a SRPA deve ser, obrigatoriamente, realizado com a presença do anestesista, sendo que a alta do paciente dessa unidade é de responsabilidade exclusiva desse médico.

4.2 Aplicação de escalas e avaliação do estado geral

Conforme apresentamos anteriormente, a Resolução n. 2.174/2017 do CFM traz a descrição de todos os parâmetros que devem ser monitorados e avaliados enquanto o paciente permanece na SRPA. No art. 7º, parágrafo 6º, consta a descrição desses parâmetros e, no

Anexo IV da mesma resolução, podemos encontrar as mínimas informações que precisam estar presentes na ficha de recuperação pós-anestésica (CFM, 2018).

Na ficha de recuperação, deve constar obrigatoriamente a identificação do médico anestesista responsável pela anestesia e, se for o caso, do médico que está responsável na SRPA, bem com a identificação do paciente, com a hora da admissão e da alta da SRPA.

Além disso, todos os recursos e equipamentos de monitorização utilizados devem constar na ficha de recuperação pós-anestésica, devendo-se registrar no mínimo: aferição da pressão arterial e da frequência cardíaca (com determinação contínua do ritmo cardíaco por meio da cardioscopia); frequência respiratória e níveis de saturação periférica da hemoglobina; estado de consciência, intensidade da dor; movimentação de membros inferiores e superiores quando utilizada anestesia regional; temperatura corporal e meios para o controle e a normalização desta; controle de náuseas e vômitos (CFM, 2018).

Para saber mais

A Resolução n. 2.174/2017 do CFM pode ser acessada no *link* indicado a seguir, a fim de que você identifique todas as informações que devem estar presentes na ficha de recuperação pós-anestésica.

CFM – Conselho Federal de Medicina. Resolução n. 2.174, de 14 de dezembro de 2017. **Diário Oficial da União**, Brasília, DF, 27 fev. 2018. Disponível em: <https://www.legisweb.com.br/legislacao/?id=357006>. Acesso em: 22 maio 2023.

Todos esses parâmetros devem ser avaliados em intervalos de 15 minutos na primeira hora e, caso o paciente se apresente estável, em intervalos de 30 minutos na segunda hora de recuperação (Guanabara Koogan, 2019).

Os medicamentos e as soluções administrados referentes a esse período devem estar prescritos e anotados quando de seu uso (com descrição de momento de administração, via, dose e profissional responsável pela administração). Deve estar presente ainda toda e qualquer ocorrência e suas condutas, independentemente de sua natureza.

Para facilitar todo o planejamento do monitoramento dos pacientes nesse período tão sensível, geralmente são utilizadas escalas de avaliação do estado fisiológico geral, principalmente o Índice de Aldrete e Kroulik (Aldrete, 1995).

Esse índice propõe uma avaliação sistemática dos padrões cardiovasculares e respiratórios, relativos ao sistema nervoso central e muscular.

Cada um dos cinco itens (Tabela 4.1) pode receber uma pontuação que varia entre 0 e 2, ou seja, o escore (ou pontuação total) do paciente varia entre 0 e 10 pontos. É essa pontuação que ajudará na decisão de alta do setor ou se a permanência será prolongada. São considerados aptos para a transferência (alta da SRPA) pacientes com resultados superiores a 7 pontos.

Tabela 4.1 – Índice de Aldrete e Kroulik

Atividade	Movimenta os quatro membros	2
	Movimenta dois membros	1
	Incapaz de mover os membros voluntariamente ou sob comando	0
Respiração	Capaz de respirar profundamente e tossir	2
	Dispneia ou respiração limitada	1
	Apneia	0
Circulação	PA[1] com variação de até 20% do nível pré-anestésico	2
	PA com variação entre 20% e 49% do nível pré-anestésico	1
	PA com variação acima de 50% do nível pré-anestésico	0
Consciência	Completamente desperto	2
	Responde a comandos	1
	Não responsivo	0
Saturação de O_2	Mantém saturação de O_2 maior ou igual a 92%, respirando em ar ambiente	2
	Necessita de O_2 para manter a saturação maior que 90%	1
	Saturação de O_2 menor que 90% com suplementação de oxigênio	0

Fonte: Aldrete, 1995, p. 90, tradução nossa.

Nos casos em que o paciente sofreu anestesia regional, como a raquianestesia ou a peridural, é importante a verificação da eliminação de urina, ou sua ausência, sendo feita a anotação explícita desse quesito, uma vez que esses tipos de anestesia podem aumentar a frequência de globo vesical no período pós-operatório.

---

1   PA: pressão arterial (valores mensurados desse sinal vital).

Ainda nos casos de anestesia regional, geralmente é acrescentada a chamada Escala de Bromage, uma escala que possibilita uma avaliação maior e mais detalhada da resposta motora dos membros inferiores (Bromage, 1978), conforme podemos ver a seguir.

Tabela 4.2 – Escala de Bromage

Avaliação	Escore
Sem bloqueio motor	0
Flexiona o joelho e move o pé, mas não consegue erguer a perna	1
Move apenas o pé	2
Não move nem o pé, nem o joelho	3

Fonte: Elaborado com base em Bromage, 1978.

4.3 Alguns aspectos da anestesia e cuidados de enfermagem

Uma das principais características do cuidado pós-operatório é a promoção da recuperação da anestesia. Diversos medicamentos são utilizados na indução e na manutenção das condições ideais para que ocorra uma analgesia adequada, com ou sem manutenção do nível de consciência do paciente.

Para que o enfermeiro possa avaliar quais são as condições do paciente na SRPA, é necessário um mínimo entendimento das técnicas anestésicas e dos principais medicamentos utilizados.

De modo geral, as técnicas anestésicas mais empregadas são: anestesia local, bloqueios (periféricos, raquianestesia e peridural) e a chamada *anestesia geral*.

Para intervenções menores e pontuais, é utilizada a anestesia local, com infiltração do anestésico no tecido subcutâneo, obtendo-se um efeito local, como o próprio nome indica.

A anestesia regional das extremidades e do tronco é uma alternativa valiosa à anestesia geral em muitas situações. Isso se deve à sua capacidade de reduzir os efeitos colaterais ou o estresse cirúrgico, além de minimizar as complicações pós-operatórias. Outra vantagem é a adequação dessa técnica para pacientes ambulatoriais, uma vez que minimiza complicações e gastos.

A raquianestesia e a anestesia peridural são, por definição, dois tipos de anestesia local, uma vez que o anestésico é depositado nos espaços subaracnóideo (contato direto do anestésico com a medula espinhal) e peridural (não há contato direto, sendo necessário um maior volume de anestésico, aumentando os efeitos sistêmicos). Esses tipos são indicados para cirurgias em membros inferiores, períneo, abdômen e tórax, em alguns casos.

"A anestesia geral deve promover hipnose, amnésia, relaxamento muscular e proteção contra reflexos" (Auler Junior; Myoshi, 2004, p. 113), e essa ação é obtida pela associação de agentes indutores, analgésicos, hipnoanalgésicos, agentes curariformes e relaxantes musculares, visto que não há nenhum fármaco que tenha todas essas características.

Como a anestesia geral acarreta a perda da capacidade do paciente em manter sua respiração de forma espontânea, obrigatoriamente deve ser realizado o suporte ventilatório com via aérea artificial (tubo orotraqueal ou máscara laríngea).

4.4 Intercorrências e complicações frequentes do período pós-operatório

O período pós-operatório imediato pode ser descrito como um momento de vulnerabilidade fisiológica, uma vez que o organismo do paciente precisa se recuperar da anestesia e, ainda, da intervenção cirúrgica realizada.

Dependendo do tipo da anestesia e da cirurgia a que o paciente foi submetido, todos os seus principais sistemas e sentidos podem estar alterados e, dessa maneira, sujeitos a intercorrências.

O nível de consciência pode estar diminuído, exceto nas anestesias locais e nos bloqueios. O retorno do nível de consciência está relacionado com o potencial de metabolização do organismo do paciente e com a meia-vida do fármaco utilizado.

É importante destacar que há certa afinidade dos agentes anestésicos com o tecido adiposo, o que faz com que pacientes obesos tenham um tempo maior para retorno das sedações anestésicas.

O organismo dos idosos também está mais propenso a complicações anestésicas. "Podem ocorrer confusão e delirium pós-operatórios em até metade de todos os pacientes idosos" (Guanabara Koogan, 2019, p. 532), sendo que esse fato pode ser explicado pela diminuição da atividade metabólica do fígado, assim como se observa certa alteração na ação dos agentes analgésicos no organismo dos idosos.

A confusão mental ainda pode ser causada por dor, hipotensão arterial, hipoglicemia, perda de líquidos e tantas outras possíveis alterações comuns aos idosos.

Outra complicação pós-anestésica é a chamada *cefaleia pós-punção*, que "está associada à perda de líquor pelo orifício da punção, diminuindo a pressão liquórica e causando dor por tração das estruturas meníngeas" (Auler Junior; Myoshi, 2004, p. 113). É mais comum na mulher jovem, sendo rara após os 60 anos. Está relacionada com o calibre da agulha utilizada na punção, e seu manejo é realizado com repouso no leito com cabeceira a zero grau, uso de analgésicos e, em alguns casos, reposição de volume ou mesmo utilização de tampão sanguíneo via peridural.

4.4.1 Dor

A dor se constitui no problema mais comum e em uma das maiores causas de agitação na SRPA. O correto manejo da dor no pós-operatório imediato diminui a ocorrência de tromboembolismos, atelectasias, arritmias, hipertensão arterial e até mesmo infarto do miocárdio.

A utilização de escalas de dor para o correto dimensionamento de sua ocorrência e consequente tratamento efetivo é primordial na SRPA. Existem diversos protocolos de manejo da dor, devendo cada serviço identificar as melhores abordagens para seu perfil de atendimento.

4.4.2 Hipoxemia

Na SRPA, a monitorização da saturação de O_2 (oxigênio) por um oxímetro de pulso é obrigatória. Assim, esse parâmetro está sempre disponível para nortear a escolha da necessidade de oxigenoterapia.

Sempre que, na admissão da SRPA, a saturação de O_2 se apresentar maior do que nos níveis pré-operatórios e/ou maior que 94%, o paciente pode ser mantido em ar ambiente.

Os pacientes submetidos a cirurgias de extremidades, oftalmológicas e de abdome inferior, em razão do baixo risco de hipoxemia, também podem ser mantidos sem oxigênio.

4.4.3 Laringoespasmo

O laringoespasmo geralmente está associado a trauma direto ou acúmulo de secreções na laringe, sendo que a aspiração dessa secreção, o correto posicionamento da cabeça e a ventilação com Ambu (*Artificial Manual Breathing Unit* ou Unidade Manual de Respiração Artificial – bolsa-válvula-máscara) resolvem a situação adequadamente. Quando persiste apesar dessas manobras, trata-se de laringoespasmo completo e deve ser realizada a intubação orotraqueal assim que possível.

4.4.4 Broncoespasmo

O broncoespasmo ocorre, em sua maioria, em pacientes com histórico de asma ou bronquite asmatiforme, tendo tratamento idêntico às crises de asma, com nebulização, corticoides e, se necessário, aminofilina e adrenalina.

4.4.5 Hipoventilação

Em virtude do efeito residual de anestésicos, analgésicos e bloqueadores neuromusculares, ocorrem a depressão dos centros respiratórios e a diminuição do volume corrente, aumentando a PCO_2, que corresponde à pressão parcial de CO_2 (gás carbônico) no sangue arterial, gerando acidose respiratória, hipóxia e apneia. Geralmente, são utilizados antagonistas dessas medicações e, se necessário, suporte ventilatório com ventilação artificial, até a completa reversão dos sintomas.

4.4.6 Broncoaspiração

O enfermeiro deve estar atento para a possibilidade de aspiração na presença de hipoxemia com ausculta de roncos e sibilos e, na imagem radiológica, napresença de infiltrado discreto. Ocorrem o aumento da resistência das vias aéreas e edema pulmonar, com redução da complacência.

A melhor ação em relação a essa complicação é a prevenção, por meio de correto manejo anestésico, intubação com proteção das vias aéreas e posicionamento adequado no pós-operatório, com utilização de medicação antiemética e manejo das náuseas.

4.4.7 Hipertensão arterial

Os pacientes com hipertensão arterial pré-operatória devem receber o dobro de atenção no pós-operatório, porém o aumento dos níveis pressóricos, devido à vasoconstrição causada pela hipotermia, ao aumento da pressão intracraniana, à administração excessiva de volume, à retenção de CO_2 e à agitação, deve ser investigado e tratado.

4.4.8 Hipotensão arterial

Hipovolemia, vasodilatação, diminuição do débito cardíaco, embolia pulmonar, pneumotórax e tamponamento cardíaco são as principais causas de hipotensão arterial no pós-operatório. É necessário intervir quando a pressão for menor do que 80% dos valores pré-anestésicos. O tratamento depende da identificação correta da causa.

4.4.9 Tromboembolismo venoso

A formação de coágulos na circulação sanguínea no período pós-operatório é a causa de óbito evitável mais comum, pelo fato de sua formação ser propícia em razão da imobilidade durante a cirurgia, de lesões vasculares endoteliais pela própria manipulação dos vasos sanguíneos durante o ato e, ainda, da hipercoagulabilidade do sangue nessa condição (Rassam et al., 2009).

Tendo isso em vista, diversos estabelecimentos desenvolveram protocolos de profilaxia para tromboembolismo, baseados na complexidade cirúrgica do ato. Na assistência ao paciente na SRPA, o profissional de enfermagem deve estar atento à presença dos pulsos radiais dos quatro membros e a queixas de faltas de ar (que podem significar tromboembolismo pulmonar) e sempre observar o paciente como um todo, de maneira geral.

4.4.10 Arritmia cardíaca

A arritmia cardíaca pode ser consequência de doença pré-existente ou de isquemia miocárdica pós-operatória. Essa isquemia tem inúmeros fatores, podendo ser desencadeada por ansiedade, hipotensão ou hipertensão no intraoperatório, acidoses, tremores etc. A monitorização cardíaca permite a rápida identificação dessa condição, iniciando sempre com a escolha de oxigênio e o manejo da dor.

4.4.11 Hipotermia

Toda temperatura corporal abaixo de 36 °C é considerada hipotermia e ocorre em 53% a 85% dos pacientes admitidos na SRPA, sendo sua maior recorrência entre crianças pequenas e idosos (Possari, 2003).

Sua importância clínica deve-se ao aumento da quebra de proteínas e à perda de nitrogênio, o que retarda e dificulta a cicatrização e a recuperação do organismo nesse período.

Pode ainda causar acidose metabólica pela vasoconstrição, prejudicar a agregação plaquetária e afetar a repolarização cardíaca, podendo alterar o eletrocardiograma – ECG (Possari, 2011).

A hipotermia prolongada está associada ao aumento da mortalidade pós-cirúrgica.

4.4.12 Náuseas e vômitos

De ocorrência frequente e com difícil sucesso em sua prevenção, por terem causas multifatoriais, as náuseas e os vômitos na SRPA geralmente beiram os 30% de ocorrência, principalmente em cirurgias de ouvido, estrabismo, laparoscopia e tonsilectomias (Possari, 2003).

4.4.13 Oligúria

Quando o débito urinário for menor do que 0,5 ml/kg/h (mililitros por quilograma por hora), está caracterizada a oligúria; na SRPA, geralmente é pré-renal, por hipovolemia, hipotensão ou baixo débito cardíaco.

Assim, grandes longevos (idosos com mais de 85 anos), pacientes com realização de transfusão de sangue, submetidos a cirurgias cardíacas, períodos longos de hipotensão durante o ato cirúrgico, sepse, icterícia obstrutiva, politraumatismos e doenças renais prévias devem ser observados com maior regularidade.

4.4.14 Hematomas, lesões de pele e traumas

Em virtude do posicionamento na mesa cirúrgica e da imobilidade necessária para a realização do ato cirúrgico, o aparecimento de hematomas, lesões de pele e traumas torna-se mais propício. Essas condições podem ser prevenidas com o uso de coxins, sempre que possível, sendo indispensável a avaliação da pele pela equipe de enfermagem antes do posicionamento adequado (Guanabara Koogan, 2019).

Destacamos, contudo, que a maior ocorrência de lesões do período operatório é de queimaduras relacionadas ao uso de eletrocautérios monopolares, pois o mau posicionamento da placa dificulta a dissipação da corrente elétrica provoca queimaduras, que podem ser de grau leve a grave (Bisinotto et al., 2017).

Em todas as intervenções cirúrgicas em que se utilizam os eletrocautérios, deve ser realizada a avaliação da região em que foi fixada a placa ao final do procedimento, se possível, fazendo-se a anotação acerca do local e das condições pós-operatórias (integridade, características, por exemplo) (Possari, 2011).

4.5 Processo de enfermagem: avaliação e continuidade do cuidado

O cuidado de enfermagem ao paciente no período pós-operatório não pode ser fragmentado, e sim contínuo, completo e crescente, integrado a toda a assistência prestada no pré e no transoperatório, com o maior compartilhamento de informações possível entre as equipes assistenciais (Guanabara Koogan, 2019).

Como pudemos verificar anteriormente, há diversas informações que são obrigatórias no prontuário do paciente e que, no momento da alta do bloco cirúrgico (que se dá na SRPA, para pacientes ambulatoriais ou que serão transferidos para as unidades de internação, e diretamente da sala operatória, quando o paciente será transferido para uma UTI), devem ser compartilhadas com a equipe que dará continuidade ao cuidado na ala de internação.

Trata-se de uma anotação de enfermagem que deve ser completa, sucinta, direta e clara, conforme a Resolução n. 424, de 19 de abril de 2012, do Conselho Federal de Enfermagem (Cofen, 2012), pois é o resultado de uma assistência de enfermagem adequada e com qualidade no que se refere ao cuidado pós-operatório imediato.

Essa anotação deve ser completa porque precisa abranger todos os aspectos importantes que possam ser identificados no período, principalmente as intercorrências que podem ter acontecido com o paciente, tanto no período pré-operatório como durante a cirurgia e, ainda, na SRPA.

Além do foco no paciente e suas funções orgânicas, devem ser monitorados também exames e demais pertences que possam ter acompanhado o paciente em sua jornada pelo bloco cirúrgico (Guanabara Koogan, 2019).

Idealmente, um *checklist* (lista de verificação) deve ser realizado, a fim de que nenhum documento, exame ou pertence possa ter seu rastreamento prejudicado.

É comum alguns pacientes darem entrada no bloco cirúrgico utilizando óculos, quando sua acuidade visual é muito diminuída sem sua utilização, sendo necessário redobrar os cuidados com esses itens, pois o correto é que, assim que o paciente estiver orientado e alerta, ele possa recuperar seus óculos, a fim de diminuir sua ansiedade (Guanabara Koogan, 2019).

Pacientes que utilizam aparelhos auditivos devem receber o mesmo cuidado. Ademais, é necessário lembrar que parte das escalas de avaliação do período pós-operatório requer entendimento dos comandos da equipe por parte do paciente, ou seja, o paciente deve receber seu aparelho auditivo o quanto antes, assim que possível, para que a comunicação seja otimizada.

É possível perceber uma enorme diminuição dos níveis de ansiedade quando os pacientes conseguem enxergar e ouvir o que se passa ao seu redor. Em alguns casos, o paciente pode receber alta da SRPA diretamente para casa, como acontece com pacientes submetidos a cirurgias em regime ambulatorial. Nesses casos, o planejamento, o preparo e as orientações para a alta devem ser realizados na própria SRPA.

É de suma importância que sejam verificadas as condições de transporte para o domicílio do paciente, sendo que este somente deve ser liberado com o acompanhamento de pessoa responsável (Possari, 2011).

Devem ser informadas ao paciente e seu responsável as principais intercorrências e alterações referentes ao período pós-operatório, tanto em relação aos resultados esperados a curto prazo (primeiras horas) quanto em relação aos primeiros dias. É fundamental que o profissional de enfermagem destaque as limitações de movimentação que se façam necessárias, assim como os principais cuidados com higiene, curativos e, se for o caso, drenos e sondas.

Sempre que possível, o paciente deve receber orientações completas por escrito, a fim de que não haja perda de conteúdo por ansiedade ou dor a que ele possa estar exposto (Possari, 2011).

Sempre deve ser entregue ao paciente uma informação de retorno, assegurando que ele tenha conhecimento de quais canais pode utilizar para seu acompanhamento.

As prescrições médicas devem ser repassadas com o paciente e/ou acompanhante, sempre solicitando que descrevam com suas palavras o uso dos medicamentos e as informações descritas na prescrição. Dessa maneira, é possível identificar e corrigir eventuais distorções de informação que comumente ocorrem nesse momento.

Síntese

Neste capítulo, apresentamos os principais aspectos que devem ser considerados na assistência a pacientes no período pós-operatório, com ênfase na recuperação pós-anestésica e suas características.

O entendimento da importância de um cuidado específico, com conhecimento das principais intercorrências que possam se apresentar e, ainda, das principais técnicas anestésicas e suas complicações, possibilita ao profissional enfermeiro a construção de uma assistência de qualidade, individualizada e abrangente a todas as necessidades dos pacientes sob seus cuidados.

A avaliação do estado geral do paciente e o domínio das escalas que são utilizadas para esse fim asseguram uma uniformidade na qualidade da assistência, assim como a segurança necessária ao paciente, que estará aos cuidados de um profissional com a competência adequada ao desempenho de suas tarefas.

Independentemente do perfil do bloco cirúrgico em que o profissional de enfermagem atuará, é imprescindível o conhecimento básico de todos os tipos de anestesia; porém, ao identificar quais são as mais utilizadas em seu serviço, os conhecimentos devem ser aprofundados.

Listamos aqui as principais intercorrências e complicações relacionadas ao período pós-operatório, com a finalidade de que sua identificação seja fácil e rápida, de modo a poder fazer intervenções em tempo hábil, que trazem a excelência do cuidado necessário aos pacientes em pós-operatório.

Por fim, apresentamos uma reflexão sobre a abrangência e a integridade dos cuidados, que sempre devem ocorrer em todas as situações de delimitações da assistência, como na saída da sala operatória e na entrada na sala de recuperação pós-anestésica (SRPA) e, ainda, na transferência do paciente ao deixar o bloco cirúrgico.

Esperamos que todo o material compilado neste capítulo possibilite a você ter embasamento necessário para a prática profissional e a construção de um pensamento crítico, instigando-o a formar um perfil profissional com maior autonomia e resolutividade.

Questões para revisão

1. Cite os requisitos ambientais indispensáveis à sala de recuperação pós-anestésica (SRPA).

2. Sobre a assistência ao paciente no período pós-operatório na sala de recuperação pós-anestésica (SRPA) e as principais intercorrências e complicações frequentes desse período, assinale a alternativa correta:
    a) Independentemente do tipo da anestesia e da cirurgia a que o paciente foi submetido, todos os seus principais sistemas e sentidos podem estar alterados e, dessa maneira, sujeitos a intercorrências.
    b) O organismo dos idosos está mais propenso a complicações anestésicas, principalmente confusão e delírio

pós-operatórios, que ocorrem em até um terço de todos os pacientes idosos, sendo que esse fato pode ser explicado pela diminuição da atividade metabólica do fígado.

c) O laringoespasmo geralmente está associado a trauma direto ou ao acúmulo de secreções na laringe, sendo que a aspiração dessa secreção, o correto posicionamento da cabeça e a ventilação com Ambu (Artificial Manual Breathing Unit) resolvem a situação adequadamente.

d) Hipovolemia, vasodilatação, diminuição do débito cardíaco, embolia pulmonar, pneumotórax e tamponamento cardíaco são as principais causas de colapso do paciente no pós-operatório, sendo necessário intervir somente quando a pressão for menor do que 50% dos valores pré-anestésicos.

e) Toda temperatura corporal abaixo de 35 °C é considerada hipotermia e ocorre em 53% a 85% dos pacientes admitidos na SRPA, sendo a maior recorrência entre crianças pequenas e idosos.

3. Sobre o cuidado de enfermagem no período pós-operatório na sala de recuperação pós-anestésica (SRPA) e sua continuidade, analise as afirmativas a seguir.

I) A alta do bloco cirúrgico se dá sempre na SRPA, para pacientes ambulatoriais ou que serão transferidos para unidades de internação ou Unidades de Terapia Intensiva (UTIs).

II) Uma anotação de enfermagem deve ser completa, sucinta, direta e clara, pois reflete uma assistência de enfermagem adequada e com qualidade no que se refere ao cuidado pós-operatório imediato.

III) É comum alguns pacientes darem entrada no bloco cirúrgico utilizando óculos ou aparelhos auditivos, pois esses itens podem diminuir sua ansiedade e deixá-los capazes de interagir adequadamente com a equipe.

IV) Em alguns casos, o paciente pode receber alta da SRPA diretamente para casa, situações em que devem ser informadas ao paciente e seu responsável as principais intercorrências e alterações referentes ao período pós-operatório, tanto em relação aos resultados esperados a curto prazo (primeiras horas) quanto em relação aos primeiros dias, juntamente com informações de retorno, assegurando que o paciente tenha conhecimento dos canais que pode utilizar para seu acompanhamento.

V) Pacientes ambulatoriais, que são liberados para alta do bloco cirúrgico, dependendo da complexidade cirúrgica, podem ser liberados sem acompanhantes e/ou responsáveis.

Agora, assinale a alternativa correta:

a) As afirmativas I e II são verdadeiras.
b) As afirmativas II, III e IV são verdadeiras.
c) As afirmativas III e V são verdadeiras.
d) As afirmativas I, II, III e IV são verdadeiras.
e) Todas as afirmativas são verdadeiras.

4. Qual é o intervalo de tempo correto em que devem ser avaliados os sinais vitais e parâmetros de um paciente no período pós-operatório?

5. De modo geral, as técnicas anestésicas mais utilizadas são: anestesia local, bloqueios (periféricos, raquianestesia e peridural) e anestesia geral. Sobre essas técnicas anestésicas, assinale a alternativa correta:
   a) Para intervenções menores e pontuais, é utilizada a anestesia local, com infiltração do anestésico no tecido subcutâneo, obtendo-se um efeito de sedação leve do sistema nervoso central.
   b) A anestesia geral promove hipnose, amnésia, relaxamento muscular e proteção contra reflexos, e essa ação é obtida com a associação de agentes indutores, analgésicos, hipnoanalgésicos, agentes curariformes e relaxantes musculares.
   c) A raquianestesia e a anestesia peridural são, por definição, dois tipos de anestesia local, uma vez que o anestésico é depositado nos espaços subaracnóideo (contato direto do anestésico com a medula espinhal) e peridural (não há contato direto, sendo necessário um maior volume de anestésico, aumentando os efeitos sistêmicos), e são indicadas para cirurgias nos membros superiores e na cabeça.
   d) A anestesia regional das extremidades e do tronco tem a capacidade de reduzir os efeitos colaterais ou o estresse cirúrgico, além de minimizar as complicações pós-operatórias. Outra vantagem é a adequação dessa técnica para pacientes ambulatoriais, porém com um aumento considerável dos gastos.
   e) A anestesia geral acarreta a perda da capacidade do paciente em manter sua respiração espontaneamente, devendo ser realizado suporte ventilatório com via aérea artificial nas cirurgias maiores.

Questões para reflexão

1. Caracterize a cefaleia pós-punção anestésica com a técnica envolvida nesse tipo de anestesia, explicando sua fisiopatologia e os cuidados necessários para seu manejo.

2. Quais são as principais atividades desenvolvidas pelo enfermeiro no cuidado pós-operatório imediato na sala de recuperação pós-anestésica (SRPA)?

3. O tempo médio de permanência dos pacientes na sala de recuperação pós-anestésica (SRPA) varia entre 2 e 4 horas. Qual é a relação desse tempo de permanência com os cuidados de enfermagem realizados nesse local?

4. Qual é a principal diferença na utilização da Escala de Aldrete e Kroulik e da Escala de Bromage na avaliação pós-anestésica de um paciente na sala de recuperação pós-anestésica (SRPA)?

5. O enfermeiro responsável pela sala de recuperação pós-anestésica (SRPA) deve ter conhecimento adequado em relação aos cuidados a pacientes críticos, embora a SRPA não seja o local adequado para a permanência destes. Explique por que esses pacientes podem permanecer internados na SRPA após o período pós-operatório e a relação dessa permanência com o dimensionamento da equipe assistencial.

Capítulo 5
Assistência de enfermagem em centro cirúrgico: gestão do cuidado

Vanderlúcia Ribeiro de Souza Lisboa

Conteúdos do capítulo:

- Processo saúde-doença do profissional que atua em centro cirúrgico (CC).
- Bioética no cuidado ao paciente e sua família.
- Modelos de assistência de enfermagem perioperatória.
- Sistematização da Assistência de Enfermagem Perioperatória (Saep).
- Registro da assistência de enfermagem ao paciente em CC.

Após o estudo deste capítulo, você será capaz de:

1. identificar elementos que fortalecem e os fatores que prejudicam a saúde do profissional que atua em CC;
2. entender os aspectos bioéticos no cuidado ao paciente e sua família;
3. identificar os modelos de assistência de enfermagem perioperatória;
4. compreender a organização da assistência de enfermagem perioperatória;
5. identificar os elementos para o correto registro de enfermagem do paciente em CC.

Os profissionais de enfermagem desempenham um papel importante no cuidado e estão na linha de frente da prestação de serviços no ambiente hospitalar. De fato, eles constituem a maior parte da força de trabalho na área da saúde, sendo essenciais em todos os setores hospitalares, incluindo o centro cirúrgico (CC).

5.1 Processo saúde-doença do profissional que atua em centro cirúrgico

O centro cirúrgico (CC) é a unidade hospitalar em que são realizados procedimentos complexos e invasivos, de caráter tanto eletivo quanto emergencial, com manuseio de diversos dispositivos tecnológicos. Por essas peculiaridades, requer profissionais habilitados para atender às diferentes necessidades dos pacientes, com atuação interdisciplinar, sob situações de pressão e estresse (Martins; Dall'Agnol, 2016).

No CC, o profissional da enfermagem acompanha o paciente nos períodos pré-operatório, transoperatório e pós-operatório, atendendo a todas as necessidades dele e exercendo funções assistenciais diretas e gerenciais (Santos et al., 2018).

O enfermeiro desenvolve sua função planejando ações com segurança, competência e autonomia, constituindo-se em um elo entre os profissionais da equipe cirúrgica e a administração do hospital (Dalcól; Garanhani, 2016).

A enfermagem exerce suas funções com autonomia, em equipe multidisciplinar, para obter o melhor plano de saúde para o paciente. Portanto, é essencial que o profissional aprimore suas práticas, garantindo uma assistência de qualidade (Lemos; Suriano, 2013).

Considerando-se a relevância do profissional da enfermagem na composição do quadro de pessoal da saúde, o estado de saúde desses profissionais requer atenção, uma vez que tal estado pode comprometer a assistência ao paciente, tornando-se necessário identificar os elementos que fragilizam e fortalecem o profissional que atua em CC (Smyth et al., 2016).

5.1.1 Elementos que fragilizam o profissional

Entre os diversos fatores que tornam o CC um cenário estressante, podemos citar o fato de ser um setor fechado, frio e com alto nível de exaustão física e psíquica. O estresse das rotinas diárias, as tomadas de decisões imediatas e as longas horas passadas em pé durante as cirurgias podem gerar um impacto negativo na saúde do profissional (Miranda, 2017).

Muitos desses estressores são considerados inerentes à profissão, como a longa jornada de trabalho, a atuação em meio à dor, à perda e ao sofrimento, o cuidado de pacientes em condições de saúde opostas à vida e o apoio aos familiares (Botha; Gwin; Purpora, 2015).

Esses fatores negativos, "em conjunto com o modo como as atividades são desenvolvidas no cotidiano do trabalho, aspectos individuais e recursos de apoio intra ou extrainstitucionais disponíveis, expressam a vulnerabilidade dos profissionais de enfermagem" (Bordignon; Monteiro, 2018, p. 449).

A gestão e a disponibilidade de insumos e materiais necessários garantem qualidade no processo produtivo hospitalar. Porém, a precariedade e a falta de materiais e equipamentos no CC são uma constante no cotidiano do enfermeiro, variando desde os mais simples até os mais complexos, causando estresse e trabalho adicional.

O trabalho exagerado favorece o adoecimento mental e físico, gerando acidentes de trabalho, erros de medicação, exaustão, sobrecarga laboral e, ainda, falta de lazer (Muniz; Andrade; Santos, 2019).

A sobrecarga de trabalho é gerada pelos múltiplos papéis desempenhados pela enfermagem, pelo absenteísmo e pelo dimensionamento inadequado da equipe. Todos esses fatores podem resultar em contatos frequentes com situações que geram estresse e sobrecarga física, mental, emocional e espiritual (Monteiro et al., 2022).

Marziale e Rodrigues (2002, citados por Silva, 2018, p. 18) assinalam que esses profissionais, no exercício de seu trabalho, "estão expostos a inúmeros riscos ocupacionais causados por fatores químicos, físicos, mecânicos, biológicos, ergonômicos", e esses riscos se intensificam em profissionais sobrecarregados e estressados.

Os profissionais, ao serem expostos aos fatores de risco, ficam suscetíveis a desenvolver diversos problemas de saúde, com destaque para doenças dos sistemas respiratório, digestório, cardiológico, endócrino, metabólico e musculoesquelético, sendo este último uma das principais causas de incapacidade física.

Quanto às alterações psíquicas, é comum observar estresse, lapsos de atenção, ansiedade e depressão, o que torna o profissional incapaz de responder às demandas de sua função. Essas condições colocam em risco a vida dos pacientes que estão sob seus cuidados.

Portanto, é necessário explorar todas as possibilidades para eliminar os aspectos negativos dos postos de trabalho e diminuir a possibilidade de adoecimento do profissional. A saúde dessa força de trabalho deve receber maior atenção para influenciar de modo positivo o cuidado ao paciente (Souza; Bernardo, 2019).

5.1.2 Elementos que fortalecem o profissional

Entre os fatores que fortalecem a atuação do enfermeiro no CC, podemos citar a disponibilidade adequada de insumos e materiais necessários à realização dos procedimentos, o dimensionamento adequado de profissionais, a educação continuada, a realização de atividades laborais e o bom relacionamento interpessoal entre os membros da equipe.

A combinação entre instalações físicas, tecnologia e equipamentos adequados operados por profissionais habilitados, treinados e competentes torna a dinâmica dos processos de trabalho realizado pela equipe de enfermagem integrada às exigências próprias do setor.

A disponibilidade de equipamentos de proteção individual (EPIs) e coletiva reduz as chances de contaminação por meio de respingos de sangue e pelo manuseio de artigos e secreções corpóreas, bem como as chances de acidentes percutâneos, propiciando a prevenção de adoecimento por exposição a material biológico e demais riscos ocupacionais (Câmara et al., 2011).

O quadro adequado de profissionais conforme a demanda permite que estes desempenhem suas verdadeiras funções, realizando suas atividades com tranquilidade, de modo a propiciar ao paciente a atenção necessária e a assistência adequada no perioperatório.

Gomes et al. (2013) constataram em seu estudo que o quantitativo profissional é uma peça fundamental para desenvolver esse trabalho de forma eficiente. Para estabelecer um trabalho organizado, primeiramente se deve realizar o dimensionamento, para que toda a equipe trabalhe de modo eficiente e eficaz, a fim de evitar prejuízo para os próprios profissionais.

Os principais benefícios do quantitativo adequado de profissionais são um atendimento de qualidade, a harmonia entre as equipes, satisfeitas com o trabalho, aredução do absenteísmo e, consequentemente a redução do estresse e da ansiedade (Gomes et al., 2013).

Considera-se fundamental capacitar os trabalhadores dos serviços de saúde quanto aos sinais e sintomas dos distúrbios psíquicos para que considerem a importância da situação de trabalho como um dos fatores determinantes no processo saúde/doença (Kirchhof et al., 2009).

Para prevenir o desenvolvimento de lesões, é essencial que os profissionais tenham conhecimentos sobre os riscos ergonômicos a que estão expostos. A realização de atividades educativas e preventivas, o incentivo a novos hábitos, a reeducação postural e o descanso causam impacto positivo na saúde desses profissionais (Marques et al., 2015).

O enfermeiro deve estar em constante aperfeiçoamento e buscar adaptar-se às mudanças tecnológicas e científicas que vêm crescendo com o passar do tempo, para atender com eficiência às novas demandas, aumentando a confiança em si mesmo (Peniche; Araújo, 2009). Daí a importância da realização de ações de educação em saúde voltadas aos profissionais que atuam na equipe de enfermagem do CC, o que proporcionará qualidade nos processos assistenciais.

A educação continuada configura-se como fundamental para desenvolver tais aptidões. "Isto deve ocorrer por meio de um processo permanente de treinamento, aperfeiçoamento e atualização que envolva toda a equipe de enfermagem, com intuito de resgatar a concepção voltada para o desenvolvimento e crescimento pessoal e profissional" (Sampaio et al., 2016, p. 40).

A enfermagem é uma profissão essencialmente voltada ao trabalho em equipe, sendo impossível prestar um atendimento integral ao cliente sem a colaboração de todos. Trata-se de uma profissão que exige continuidade dos cuidados e interdependência das funções, isto é, cada profissional que realiza uma função necessita do outro para promover uma assistência completa.

A relação interpessoal é indispensável no CC, pois problemas entre as equipes repercutem na dinâmica de funcionamento da unidade, podendo gerar danos à saúde dos profissionais. No contexto do CC, o trabalho em equipe deve ser realizado de maneira sistematizada, sincronizada e harmônica (Stumm; Maçalai; Kirchner, 2006).

O bom relacionamento entre os membros da equipe de enfermagem é um fator de extrema importância para reduzir conflitos, diminuir a sobrecarga de trabalho, aproximar os profissionais e amenizar o estresse, o que se reflete diretamente na percepção positiva do paciente.

Promover saúde entre os profissionais de saúde ainda é um desafio, visto que exige intervenção multifatorial, sendo necessária a implementação de programas e políticas institucionais que contribuam para a melhoria da saúde e a atenuação dos fatores agravantes.

Uma melhor qualidade de vida dos trabalhadores de enfermagem pode colaborar para o bom desempenho da instituição, dado que indivíduos satisfeitos têm um bom desenvolvimento e uma boa produtividade, resultando em maior qualidade da assistência prestada.

5.2 Bioética no cuidado com o paciente e a família

Conforme Koerich, Machado e Costa (2005, p. 107),

> Ética é uma palavra de origem grega *"éthos"* que significa caráter e que foi traduzida para o latim como "mos", ou seja, costume, daí a utilização atual da ética como a "ciência da moral" ou "filosofia da moral" e entendida como conjunto de princípios morais que regem os direitos e deveres de cada um de nós e que são estabelecidos e aceitos numa determinada época por determinada comunidade humana.

A bioética é a forma da ética que representa a condição humana contemporânea, pois diz respeito aos principais conflitos que surgem nas práticas que envolvem o mundo vivido e às tentativas de resolvê-los (Barreto Neto; Silva; Araújo, 2007).

O marco histórico que desencadeou o surgimento da bioética foi a Revolução Francesa, em que os cidadãos passaram a reivindicar a igualdade de direitos de todos os homens perante a lei, a liberdade de decidir o que é melhor para si. Essa revolução se estendeu à área médica e vem se desenvolvendo de maneira cada vez mais intensa (Munõz, 2004).

O movimento ganhou força nas últimas décadas do século passado em virtude dos grandes avanços tecnológicos na área da biologia e dos problemas éticos derivados das descobertas e aplicações das ciências biológicas, que têm enorme poder de intervenção sobre a vida humana (Koerich; Machado; Costa, 2005).

Com base no significado etimológico (*bios* = vida; *ethos* = ética), a bioética pode ser entendida como uma atividade que cuida da vida nos respectivos ambientes e tem como princípios a não maleficência, a justiça, a beneficência e a autonomia (Jorge Filho, 2011).

Nas relações laborais, os conflitos são inevitáveis, pois nas instituições existem pessoas com diferentes concepções de vida e de mundo, e isso acaba interferindo nas relações interpessoais, bem como na dinâmica dos grupos, ocasionando conflitos no trabalho (Maciel; Nogaro, 2019).

A submissão do paciente a um procedimento cirúrgico o coloca em posição de vulnerabilidade. Assim, nesse momento são importantes "o resguardo e as garantias de segurança ao paciente, ações que advêm da execução da assistência à saúde implementada por equipe multidisciplinar pautada na ética (Araújo et al., 2022). Nesse período, o paciente é submetido a maiores mudanças fisiológicas, impostas pelo uso das mais variadas drogas e manobras empregadas pelas técnicas cirúrgicas, o que pode sujeitá-lo a complicações operatórias, e essa não é a intenção nem faz parte dos objetivos propostos para as intervenções, apesar de a existência de suas possibilidades nos variados níveis ser reforçada (Alpendre et al., 2017).

Nesse contexto, segundo Araújo et al. (2022), a equipe de enfermagem do CC é submetida a vários desafios, como os conflitos ético-morais, e isso demanda rigor no exercício das funções, habilidades clínicas e competência para emitir juízos. Ainda conforme esses autores,

> A complexidade dos cuidados de enfermagem, em face dos avanços tecnológicos e do crescimento das exigências dos sistemas políticos, requer dos profissionais posturas éticas diante de situações que demandam a tomada de decisão à luz dos princípios éticos e morais com intenção de promover benefícios para os pacientes tanto atuais quanto potenciais. (Araújo et al., 2022, p. 3)

Com relação aos conflitos morais e aos dilemas éticos na saúde, quatro princípios sustentam a bioética: beneficência, não maleficência, autonomia e justiça ou equidade. É com base nesses princípios que discussões, decisões, procedimentos e ações referentes aos cuidados da saúde são orientados (Koerich; Machado; Costa, 2005).

5.2.1 Princípio da beneficência

O princípio da beneficência se refere à ideia de "fazer o bem" e estabelece que o profissional de saúde deve ter o compromisso de avaliar os riscos e benefícios do tratamento proposto, objetivando o máximo de benefícios e o mínimo possível de danos (Koerich; Machado; Costa, 2005).

O profissional precisa reconhecer a dignidade do paciente nos aspectos físico, psicológico, social e espiritual, visando oferecer-lhe o melhor tratamento, tanto no que diz respeito ao conhecimento teórico/técnico quanto no que se refere ao reconhecimento das necessidades físicas, psicológicas ou sociais desse sujeito.

Segundo Koerich, Machado e Costa (2005), para saber o que é bom para cada cliente, é necessário estabelecer um relacionamento com ele de confiança mútua, atentando para os limites da atuação, pois algo pode ser bom para o profissional, mas não para o paciente.

5.2.2 Princípio da não maleficência

A não maleficência significa "evitar o mal", ou seja, determina que o profissional deve ter o compromisso de evitar danos previsíveis, de acordo com o conhecimento adquirido em sua vivência profissional.

Para isso, é necessário haver mais do que boas intenções por parte do profissional de saúde, a fim de que o cliente não seja prejudicado. Antes de tudo, é preciso que o profissional evite situações que coloquem o cliente em risco e, ainda, observe se o prejuízo ao paciente, tanto individual quanto coletivamente, não está sendo causado por seu próprio modo de agir, isto é, se a técnica utilizada não oferece riscos, buscando então outras formas de executar o procedimento que acarretem menos riscos (Koerich; Machado; Costa, 2005).

Esses questionamentos devem fazer parte do cotidiano do profissional da enfermagem, considerando-se a vasta quantidade de procedimentos pelos quais esse profissional é responsável na prática diária.

5.2.3 Princípio da autonomia

De acordo com o princípio da autonomia, as pessoas têm "liberdade de decisão" sobre sua vida. A autonomia é a capacidade de autodeterminação de uma pessoa, ou seja, governar-se a si mesma, o quanto ela pode gerenciar a própria vontade, escolhendo, avaliando, sem restrições ou influências externas (Campos; Oliveira, 2017).

Segundo Campos e Oliveira (2017), para que o respeito pela autonomia das pessoas seja possível, duas condições são fundamentais: a liberdade e a informação. O ambiente no qual o paciente está inserido deve favorecer a liberdade de deliberar sobre as opções de tratamento e, para isso, os pacientes devem ter acesso a informações suficientes para a tomada de decisões.

O profissional deve explicar qual será a proposta de tratamento e todas as suas etapas de forma clara, a fim de ter a certeza de que o paciente compreendeu as informações recebidas.

Na rotina profissional, são muitas as vezes em que o paciente não tem sua autonomia reconhecida, por não ter sido dado a ele o direito de escolher, decidir, discutir o melhor tratamento ou mesmo recusá-lo (Lunardi, 1998).

A enfermagem como profissão tem o dever e o compromisso de oferecer e apresentar ao paciente possibilidades e saberes, capacitando-o para tomar as próprias decisões, que envolvem como o paciente pretende se cuidar, quais riscos está disposto a correr e quais são as possíveis consequências negativas ou positivas (Lunardi, 1998).

O envolvimento da família é um elemento fundamental, principalmente no que se refere ao processo de tomada de decisão, sendo muito relevante nessa perspectiva de cuidado, que tem por objetivo garantir que o cuidado de saúde atenda às necessidades sociais, emocionais e físicas do paciente (Romano; Oliveira, 2017).

5.2.4 Princípio da justiça ou equidade

O princípio da justiça se refere à igualdade de direitos aos serviços de saúde. Preconiza que a atenção e o cuidado, bem como todo o sistema de saúde, público ou privado, sejam justos, funcionais e eficientes (Campos; Oliveira, 2017).

O Sistema Único de Saúde (SUS) tem a equidade como um de seus princípios doutrinários, enfatizando que as ações e os serviços de saúde devem ser desenvolvidos sem preconceitos ou privilégios de qualquer espécie (Koerich; Machado; Costa, 2005).

Segundo Koerich, Machado e Costa (2005), a falta de consolidação desse princípio expõe os profissionais de saúde à convivência cotidiana com dilemas éticos ao não conseguirem oferecer serviços de saúde de qualidade, pela falta de recursos. Mesmo nesse cenário, o profissional deve atuar com imparcialidade, equilibrando e distribuindo os recursos disponíveis, com o objetivo de alcançar, da melhor forma, o maior número de pessoas assistidas.

O Código de Ética dos Profissionais de Enfermagem (Cepe) determina que o enfermeiro, no exercício de sua profissão, atue com competência, observando os princípios da ética e da bioética, e tem como objetivo nortear o processo de trabalho. O conhecimento do teor desse documento é fundamental para o enfermeiro, conforme indica a Resolução n. 564, de 6 de dezembro 2017, do Conselho Federal de Enfermagem (Cofen, 2017b).

O bom exercício profissional significa não apenas boa formação e competência teórico-técnica, mas também consciência pessoal que instigue a capacidade de respeitar e promover a dignidade e o bem-estar do paciente.

É necessário que o processo de formação profissional seja apoiado em referenciais teórico-metodológicos da bioética, com o desenvolvimento de consciência moral, levando à atuação pautada na justiça, na beneficência e no respeito mútuo.

Para saber mais

Indicamos a leitura do Código de Ética dos Profissionais de Enfermagem (Cepe), que é um instrumento legal, aprovado pela Resolução n. 564/2017, do Cofen. Esse documento dispõe sobre princípios, direitos, deveres, publicações, infrações e penalidades relacionadas à conduta ética.

COFEN – Conselho Federal de Enfermagem. Resolução n. 564, de 6 de dezembro 2017. **Diário Oficial da União**, Brasília, DF, 6 dez. 2017. Disponível em: <http://www.cofen.gov.br/resolucao-cofen-no-5642017_59145.html>. Acesso em: 30 maio 2023.

5.3 Modelos de assistência de enfermagem perioperatória

A evolução das práticas enfermagem vem ocorrendo ao mesmo tempo que o desenvolvimento das práticas cirúrgicas e dos avanços tecnológicos. Inicialmente, a função da enfermagem era equilibrar o meio ambiente, com o intuito de conservar a energia vital do paciente de modo que este pudesse se recuperar da doença, priorizando a limpeza dos ambientes por meio de atividades de higiene (Santos et al., 2018).

Nos dias atuais, o enfermeiro do CC, assim como em outras unidades hospitalares, é responsável por gerenciar, coordenar, educar e pesquisar, necessitando de constante capacitação prática e conhecimento científico.

O manual de práticas recomendadas pela Associação Brasileira de Enfermeiros de Centro Cirúrgico, Recuperação Anestésica e Centro de Material e Esterilização (Sobecc, 2017) subdivide as atribuições do enfermeiro de CC em atribuições relacionadas ao funcionamento da unidade, atribuições técnico-administrativas, atividades assistenciais e atividades de administração de pessoal.

Entre as funções do enfermeiro está a fiscalização de atividades realizadas pela equipe multidisciplinar, a qual favorece o funcionamento equilibrado do CC. Esse profissional também deve suprir as necessidades dos pacientes em todas as etapas cirúrgicas, desde a determinação da necessidade do procedimento até a alta (Gomes; Dutra; Pereira, 2014).

O enfermeiro ainda atua administrando os recursos humanos e supervisionando diariamente a equipe, além de ser responsável por agendar as cirurgias e realizar a previsão e a provisão de materiais.

Entre as ações realizadas na prática profissional do enfermeiro, destacam-se: exercício da liderança no ambiente de trabalho; planejamento da assistência de enfermagem; capacitação da equipe de enfermagem; coordenação do processo de realização do cuidado; realização de cuidados e procedimentos mais complexos; e avaliação do resultado das ações realizadas pela enfermagem (Santos et al., 2013).

Nesse contexto, é primordial a ponderação entre as atividades gerenciais e assistenciais, evitando-se o distanciamento do paciente, visto que o papel assistencial é de suma importância para o paciente e a família, uma vez que preserva a comunicação entre todos os indivíduos envolvidos e permite a continuidade do cuidado (Pereira et al., 2013).

Essas múltiplas atribuições destinadas ao enfermeiro fragmentam sua prática, o afastam da assistência e, por conseguinte, do cuidado direto ao paciente, dando enfoque, majoritariamente, às atividades administrativas (Oro et al., 2019).

No entanto, há um movimento no sentido de promover a aproximação do enfermeiro ao paciente, por meio da adoção de um modelo assistencial adequado às características da assistência. Esse movimento avança pautado na busca por melhores práticas baseadas em evidências que aprimorem os recursos e, ao mesmo tempo, "garantam uma assistência segura, organizada, com foco no cliente", considerando também a atuação da enfermagem e o engajamento da família (Gerolin; Cunha, 2013, p. 38).

De acordo com Gerolin (2016, p. 13), o modelo assistencial diz respeito ao modo como são organizadas as ações de atenção à saúde, por meio da "articulação entre os diversos recursos físicos, tecnológicos e humanos disponíveis para enfrentar e resolver os problemas de saúde de uma coletividade".

Bianchi, Caregnato e Oliveira (2007) pontuam que, para a enfermagem, o modelo assistencial pode ser definido como um conjunto de conceitos que dão direcionamento à prática assistencial, à educação e à pesquisa.

> Para alicerçar as práticas de enfermagem é necessário determinar um modelo assistencial a ser seguido, com base em um referencial teórico e filosófico, reconhecido pela comunidade científica. Os referenciais teóricos apresentam, direcionam, esclarecem e prognosticam a assistência a ser prestada ao ser humano, pois a prática baseada apenas no senso comum torna-se um exercício profissional de baixo impacto social. (Castellanos; Castilho, 1989, p. 23)

Ao implantar um modelo assistencial, duas questões devem ser levantadas: Como o serviço de saúde organiza suas práticas? Quais são os valores que a orientam? Isso torna o conceito polissêmico, isto é, com vários significados (Fertonani et al., 2015).

Para alcançar qualidade na assistência na adoção de um modelo, devem ser considerados as dimensões indicadas no quadro a seguir.

Quadro 5.1 – Elementos a serem considerados na assistência de enfermagem

Estrutura	Área física, recursos humanos, financeiros, materiais e modelo organizacional.
Processo	Conjunto de atividades desenvolvidas pelo enfermeiro no perioperatório.
Resultados	Respostas desejáveis aos produtos e serviços, com recuperação satisfatória do paciente.

Fonte: Elaborado com base em Carvalho; Bianchi, 2016.

Na literatura, mencionam-se algumas metodologias para assistência que são aplicadas no período perioperatório, entre as quais estão o gerenciamento de caso, o enfoque de risco, a prática baseada em evidências e a Sistematização de Assistência de Enfermagem Perioperatória (Saep) (Bianchi; Caregnato; Oliveira, 2007).

O modelo Saep é o mais conhecido no Brasil e é baseado no atendimento das necessidades humanas básicas e no processo de enfermagem (PE), que foram organizados por Wanda de Aguiar Horta (Bianchi; Caregnato; Oliveira, 2007).

As necessidades humanas são organizadas em hierarquia, com níveis de prioridade. O primeiro nível inclui as necessidades fisiológicas; o segundo nível compreende as necessidades de segurança e proteção; o terceiro nível abrange as necessidades de amor e gregarismo; o quarto nível abarca as necessidades de autoestima; o quinto e último nível envolve a necessidade de autorrealização (Neves, 2006).

O enfermeiro deve conhecer as necessidades do paciente e da família deste para construir uma assistência segura, promovendo um vínculo de confiança com o todos os envolvidos. Esses aspectos são muito importantes na solidificação das relações interpessoais.

O PE é regido, atualmente, pela Resolução n. 358, de 15 de outubro de 2009, do Cofen (2009) e concretiza a assistência de enfermagem pautada na previsão de cinco etapas inter-relacionadas, a saber: histórico, diagnóstico, planejamento, implementação e avaliação de enfermagem (Dias et al., 2021).

O modelo assistencial, quando bem compreendido e implantado, atribui valor ao trabalho do enfermeiro, firmando a prática baseada em evidências, fortalecendo relações entre equipe e pacientes e aumentando a construção de conhecimento.

> **Para saber mais**
>
> Acesse o *site* da Sobecc, no qual estão disponíveis videoaulas para aprimoramento profissional, legislações e acesso gratuito à revista da instituição, que tem o objetivo de informar os profissionais sobre atualidades, lançamento de produtos, entre outros. O conteúdo é atual, favorecendo o conhecimento e o aperfeiçoamento do trabalho no bloco cirúrgico.
>
> SOBECC – Associação Brasileira de Enfermeiros de Centro Cirúrgico, Recuperação Anestésica e Centro de Materiais e Esterilização. Disponível em: <https://sobecc.org.br/>. Acesso em: 16 maio 2023.

5.4 Sistematização da Assistência de Enfermagem Perioperatória

A assistência de enfermagem é estruturada conforme um método baseado em ações realizadas pelo enfermeiro durante a assistência ao paciente. Essas ações são organizadas de forma sistemática e divididas em fases, que compõem a Sistematização da Assistência de Enfermagem (SAE).

Conforme a Resolução n. 358/2009 do Cofen, a SAE é uma atividade privativa do enfermeiro que deve ser implantada em toda instituição de saúde pública e privada, de modo deliberativo e sistemático. Essa sistematização organiza o trabalho profissional no que se refere a método, pessoal e instrumentos, o que possibilita a operacionalização do PE (Cofen, 2009).

No contexto cirúrgico, o PE é denominado Sistematização da Assistência de Enfermagem Perioperatória (Saep) e sua aplicação é fundamental por possibilitar ao enfermeiro prestar uma assistência segura, com redução dos riscos cirúrgicos e uma melhor recuperação pós-operatória para o paciente (Ribeiro; Ferraz; Duran, 2017; Fengler; Medeiros, 2020).

O período perioperatório, conforme a Sobecc (2017), pode ser definido como o intervalo de tempo que compreende as atividades desenvolvidas em cada período cirúrgico, que são: pré-operatório, transoperatório e pós-operatório.

Segundo Smeltzer e Bare (2005), a **fase pré-operatória** inicia quando é tomada a decisão da intervenção cirúrgica e termina com a entrada do paciente na sala de cirurgia; a **fase transoperatória** começa quando o indivíduo entra na sala de cirurgia e finda quando ele é transferido para a sala de recuperação pós-anestésica; e a **fase pós-operatória** começa com a admissão do paciente na sala de recuperação anestésica e finaliza com a alta clínica ou domiciliar.

Segundo Bianchi, Caregnato e Oliveira (2007, p. 38), a Saep é dividida em cinco etapas:

- Visita pré-operatória de enfermagem.
- Planejamento da assistência perioperatória.
- Implementação da assistência.
- Avaliação da assistência – visita pós-operatória de enfermagem.
- Reformulação da assistência a ser planejada, de acordo com os resultados obtidos, procurando resolver situações indesejáveis e prevenir ocorrência de eventos adversos.

A enfermagem utiliza essa metodologia no intuito de abarcar todas as fases do processo de assistência operatória, utilizando-a como um instrumento teórico que possibilita um melhor planejamento e controle (Bianchi; Caregnato; Oliveira, 2007). Na sequência, veremos cada uma dessas etapas mais detalhadamente.

5.4.1 Visita pré-operatória de enfermagem

A visita pré-operatória de enfermagem tem o objetivo de auxiliar o paciente quanto à compreensão do procedimento proposto e à preparação para a realização deste, buscando-se identificar e analisar as necessidades individuais, eliminar dúvidas e, consequentemente, contribuir para a recuperação pós-operatória. A não realização dessa visita interfere diretamente na qualidade da assistência de enfermagem (Espírito Santo et al., 2019).

Além da entrevista e do exame físico geral, também é de suma importânciaa educação em saúde, incluindo orientações sobre procedimentos anestésico-cirúrgicos e autocuidados pré e pós-operatórios, proporcionando-se uma melhor experiência para o paciente e, até mesmo, prevenindo-se complicações pós-operatórias (Espírito Santo et al., 2019).

Com relação ao período pré-operatório, o paciente é orientado quanto à higiene corporal, à retirada de próteses dentárias ou adornos e ao tempo de jejum necessário de acordo com o procedimento a ser realizado (Camargo et al., 2021).

Quanto ao período intraoperatório, o paciente é informado sobre a anestesia e a possível necessidade de uso de sondas e tubos. No tocante ao pós-operatório, são enfatizados o cuidado com a ferida operatória, a higienização das mãos, a deambulação precoce, a necessidade dos exercícios respiratórios e o papel do acompanhante na recuperação do paciente (Santana et al., 2021).

As informações a serem transmitidas pelo enfermeiro devem ser direcionadas para as necessidades do paciente, com sequência lógica de compreensão tanto para o paciente quanto para seus familiares, o que contribui para a redução da ansiedade e colabora com a autonomia e o poder de decisão.

5.4.2 Planejamento da assistência perioperatória

O planejamento da assistência de enfermagem, conforme Riegel e Oliveira Junior (2017, p. 4), "é o conjunto de ações ou intervenções decididas pelo enfermeiro e prescritas com a finalidade de alcançar determinados resultados esperados no paciente", com o objetivo de "prevenir, promover, proteger, recuperar e manter a saúde".

Os resultados esperados são componentes fundamentais do planejamento, pois "subsidiam as ações e o momento em que deverão ser executadas, a fim de estabelecer a recuperação do paciente", devendo ser realistas e passíveis de serem alcançados (Neves, 2020, p. 108).

5.4.3 Implementação da assistência

A implementação consiste na realização das intervenções que são levantadas na etapa de planejamento. É na etapa de implementação que as necessidades do paciente são atendidas e percebidas, para a promoção de bem-estar, a restauração da saúde e a facilitação do enfrentamento das adversidades (Cofen, 2009).

5.4.4 Avaliação da assistência

A visita pós-operatória de enfermagem deve ser realizada para avaliar a assistência prestada e verificar os resultados dos cuidados para a evolução dos pacientes, permitindo a elaboração de um plano de cuidado até a alta.

A avaliação de enfermagem acontece de forma deliberada, sistemática e contínua, no intuito de verificar se as ações ou intervenções de enfermagem obtiveram os resultados esperados e de avaliar se será necessário mudar ou adaptar as etapas do PE (Riegel; Oliveira Junior, 2017).

5.4.5 Reformulação da assistência a ser planejada

A reformulação é baseada nos resultados apresentados pelos pacientes após a avaliação. As intervenções com resultados positivos são mantidas, enquanto as menos eficazes são substituídas por práticas mais efetivas, com o objetivo de potencializar a recuperação pós-operatória.

Considerando-se todo o contexto, a Saep se evidencia como uma das principais atividades que são realizadas pelo enfermeiro no CC, uma vez que promove "a interação da assistência entre os períodos pré, trans e pós-operatório" e possibilita "o planejamento e o controle em cada fase do desenvolvimento da assistência operatória" (Fengler; Medeiros, 2020, p. 51).

Fengler e Medeiros (2020), em seus achados, ainda citam como benefícios da Saep a previsão, a provisão e o controle dos recursos materiais e humanos, além da redução, ao máximo, dos riscos relacionados ao bloco cirúrgico, favorecendo a alta hospitalar satisfatória.

Apesar de grande parte dos profissionais considerar a Saep uma prática fundamental no atendimento de excelência, muitos não conseguem aplicar o instrumento em sua realidade em razão de algumas dificuldades, como carência de recursos humanos, falta de qualificação da equipe, sobrecarga de trabalho e desorganização do trabalho (Fengler; Medeiros, 2020).

O tempo disponível para a execução da SAE e a escassez de pessoal são os maiores impedimentos para a sua implementação, além da ocupação de maior parte do tempo do turno de trabalho com atividades administrativas (Adamy; Tosatti, 2012).

> **Questão para reflexão**
>
> 1. Na sua opinião, quais fatores poderiam favorecer a realização/implantação da Saep no CC de forma efetiva?

5.5 Registro da assistência de enfermagem ao paciente em centro cirúrgico

A comunicação é indispensável para o ser humano, permitindo que ocorra a compreensão mútua nas relações humanas. No ambiente de trabalho hospitalar, a informação transmitida de forma clara e objetiva favorece um bom atendimento aos pacientes.

Nos serviços hospitalares, a comunicação ocorre entre os membros das equipes, entre profissionais e acompanhantes e entre profissionais e pacientes. Nesse sentido, deve ser efetiva sempre e adaptada à realidade, não perdendo a autenticidade e a veracidade.

A Joint Commission International (JCI), uma entidade norte-americana sem fins lucrativos, em parceria com a Organização Mundial da Saúde (OMS), lançou em 2006 as Metas

Internacionais de Segurança do Paciente, para eliminar ou diminuir, em todo o mundo, os riscos e as não conformidades no atendimento médico e na prestação de serviços de saúde. A meta 2 é melhorar a comunicação entre os profissionais da saúde, fortalecendo, assim, o vínculo entre a equipe multidisciplinar e o paciente (Cofen, 2023).

Na equipe multidisciplinar, a comunicação ocorre de forma verbal e, também, escrita (em prontuário eletrônico ou físico). O registro no prontuário do paciente é fundamental no processo assistencial, pois estabelece um mecanismo de comunicação entre os membros da equipe de saúde (Miranda et al., 2016).

> O prontuário deve ser organizado para prestar serviços ao paciente, ao corpo clínico, à administração do hospital e à sociedade. Serve como instrumento de consulta, avaliações, ensino, pesquisa, auditoria, estatística médico-hospitalar, sindicâncias, prova de que o doente foi ou está sendo tratado convenientemente, investigação epidemiológica, processos éticos e legais, comunicação entre os profissionais de assistência ao paciente, defesa e acusação. (Coreme, 2006, p. 11)

Os registros realizados devem demonstrar a condição real do paciente, as intervenções e demais condutas realizadas pelos profissionais de saúde, sendo necessário registrar todas as informações para que não haja falha na assistência nem danos ao cliente (Amorim et al., 2021).

Klein et al. (2011) relatam que os registros de intervenções da enfermagem constituem uma estratégia que valida a prática e atesta os cuidados dispensados aos pacientes, com o dever de prestar informações completas, fidedignas e necessárias para assegurar a continuidade da assistência.

Na enfermagem, o preenchimento do prontuário é uma responsabilidade regulamentada por meio da Resolução n. 564/2017, a qual estabelece que é de responsabilidade da enfermagem, conforme o art. 36: "Registrar no prontuário e em outros documentos as informações inerentes e indispensáveis ao processo de cuidar" (Cofen, 2017b).

Os registros realizados pela enfermagem são parte essencial para a comunicação da equipe de saúde, a compreensão do quadro clínico do cliente e a execução da assistência de enfermagem por meio da SAE e do PE. São os registros pautados na coleta de dados que permitem ao enfermeiro realizar os diagnósticos e cuidados de enfermagem (Pereira et al., 2018).

No entanto, é importante diferenciar anotações de enfermagem e evolução de enfermagem, conforme indicado no quadro a seguir.

Quadro 5.2 – Diferenças entre anotações de enfermagem e evolução de enfermagem

Anotação de Enfermagem	Evolução de Enfermagem
Dados brutos	Dados analisados
Elaborada por toda a equipe de enfermagem	Privativo do enfermeiro
Referente a um momento	Referente ao período de 24 horas
Dados pontuais	Dados processados e contextualizados
Registra uma observação	Registra a reflexão e análise de dados

Fonte: Cofen, 2016, p. 17.

Nas instituições de saúde, os registros de enfermagem devem ser inscritos em formulários/documentos, com cabeçalho devidamente preenchido com os dados completos do paciente, de acordo com os critérios estabelecidos na própria instituição.

5.5.1 Dados coletados de acordo com o tempo cirúrgico

A seguir, listamos os dados perioperatórios a serem coletados de acordo com os períodos pré, intra e pós-operatório. É importante que nenhuma etapa seja subestimada, tendo em vista a importância dessas informações.

Dados coletados no período pré-operatório

Pré-operatório	
Data e hora do procedimento;	Esvaziamento vesical/sondagem;
Nível de consciência;	Preparo intestinal;
Registro de alergias/intolerâncias;	Preparo da pele;
Tempo de jejum;	Registro do tipo e local da cirurgia;
Sinais vitais, Hemoglicoteste (HGT) e outros;	Queixas;
Presença e local de dispositivos – acesso venoso, sondas;	Intercorrências e providências adotadas;
Condições higiênicas;	Encaminhamento do prontuário, exames pré-operatórios;
Anotar a presença e/ou retirada e guarda de artefatos e pertences: próteses, órteses, pertences, etc.;	Encaminhamento ao Centro Cirúrgico/Obstétrico;
Condições psicológicas;	Nome completo e número de inscrição no Coren [Conselho Regional de Enfermagem] do responsável pelo procedimento.
Orientações;	

Fonte: Cofen, 2016, p. 39.

Dados coletados no período transoperatório

Transoperatório	
Data e hora da Recepção no Centro Cirúrgico e encaminhamento à Sala Cirúrgica;	Tipo de curativo e local;
Tipo de cirurgia;	Material coletado para exames de diagnóstico;
Orientações prestadas;	Intercorrências durante o ato cirúrgico;
Procedimentos/cuidados realizados, conforme prescrição ou rotina institucional – posicionamento, instalação e/ou retirada de eletrodos, monitor, placa de bisturi e outros dispositivos (acesso venoso, sondas, etc.);	Encaminhamento à Sala de Recuperação Pós-Anestésica (SRPA);
Composição da equipe cirúrgica;	Nome completo e Coren [Conselho Regional de Enfermagem] do responsável pelo procedimento.
Dados do horário de início e término da cirurgia, conforme preconizado pela instituição;	

Fonte: Cofen, 2016, p. 45.

Dados coletados nos períodos pós-operatórios imediato e mediato

Pós-operatório imediato	Pós-operatório mediato
Data e hora da recepção do paciente na [S]RPA;	Data e hora de retorno à Unidade;
Nível de consciência;	Nível de consciência;
Presença de cateteres e infusão (anotar quando houver bomba de infusão), drenos, sondas, curativos, trações e imobilizações;	Localização anatômica e aspecto do curativo cirúrgico;
Presença de lesões de pele;	Tipo de exsudato se existente;

Pós-operatório imediato	Pós-operatório mediato
Anotar débito e aspecto das secreções de drenos e sondas;	Sinais vitais;
Exames (laboratoriais e/ou imagem);	Acesso venoso;
Sinais vitais;	Posicionamento no leito;
Intercorrências e providências adotadas;	Medidas de proteção;
Horário de encaminhamento ao setor pertinente;	Presença de acompanhantes;
Transporte intra-hospitalar;	Orientações ao paciente e à família;
Nome completo e Coren [Conselho Regional de Enfermagem] do responsável pelos procedimentos;	Entrega documentada dos pertences;
Intercorrências e providências adotadas;	Nome completo e Coren [Conselho Regional de Enfermagem] do responsável pelos procedimentos.

Fonte: Cofen, 2016, p. 39-40.

Com relação aos registros de enfermagem, é importante também que o profissional observe as seguintes recomendações(Cofen, 2016):

- Não devem conter linhas em branco, rasuras e entrelinhas.
- Devemconter, além dos cuidados prestados, as observações feitas, sejam elas padronizadas ou não.
- Devem constar as respostas do paciente em relação aos cuidados prescritos pelo enfermeiro, intercorrências, sinais e sintomas observados.
- Devem ser registradas, após o cuidado prestado, as orientações fornecidas ou asinformações obtidas.
- Deve-se priorizar a descrição de características, como tamanho mensurado (centímetro, milímetro etc.), quantidade (mililitro, litro etc.), coloração e forma.

- Não devem conter termos subjetivos (*bem, mal, muito, pouco* etc.).
- Devem conter apenas abreviaturas previstas em literatura.

Os registros devem ser efetuados pela equipe de enfermagem (enfermeiro, técnico e auxiliar de enfermagem), garantindo a continuidade das informações durante 24 horas, condição indispensável para a compreensão do paciente de modo global.

Síntese

Neste capítulo, abordamos o importante papel da enfermagem na linha de frente do cuidado e os fatores que fortalecem e fragilizam a saúde dos profissionais, enfatizando a necessidade de implantação de políticas públicas que favoreçam a melhoria na qualidade de vida desses profissionais.

Vimos que a bioética é o ramo da ética que representa a condição humana e seus dilemas contemporâneos. Ela se sustenta em princípios que devem nortear as ações do profissional de saúde, de modo a preservar a dignidade do paciente.

Destacamos também a evolução da assistência de enfermagem no centro cirúrgico (CC) no decorrer dos anos, acompanhando os avanços tecnológicos. Discutimos as funções assistenciais e gerenciais do enfermeiro e a implantação da Sistematização da Assistência de Enfermagem Perioperatória (Saep), o que possibilita uma assistência segura e pautada na ciência. Verificamos, por fim, que tão importante quanto a realização da Saep é o registro adequado em prontuário, de forma completa, uma vez que estabelece a comunicação efetiva entre os membros da equipe multidisciplinar.

Questões para revisão

1. Quais são as etapas da Sistematização da Assistência de Enfermagem Perioperatória (Saep)?

2. Cite cinco fatores que favorecem a saúde do profissional que atua no centro cirúrgico (CC).

3. Marque a alternativa que reúne os quatro princípios da bioética que norteiam as práticas profissionais da enfermagem:
   a) Harmonia, hierarquia, justiça e beneficência.
   b) Beneficência, não maleficência, autonomia e justiça.
   c) Humanização, equidade, autonomia e justiça.
   d) Não maleficência, integralidade, beneficência e equidade.
   e) Empatia, respeito, ética e justiça.

4. Assinale a alternativa em que a característica não corresponde à evolução de enfermagem:
   a) Registra a reflexão e a análise de dados.
   b) É elaborada apenas pelo enfermeiro.
   c) Refere-se a um momento.
   d) Contém dados processados e contextualizados.
   e) Refere-se ao período de 24 horas.

5. A assistência de enfermagem compreende três fases: pré-operatório, intraoperatório e pós-operatório. Sobre o intervalo de tempo que compreende cada fase, relacione cada uma delas à respectiva característica.

   (1) Pré-operatório
   (2) Transoperatório
   (3) Pós-operatório

( ) Começa com a admissão do paciente na sala de recuperação pós-anestésica (SRPA) e finaliza com a alta clínica ou domiciliar.

( ) Começa quando o indivíduo entra na sala de cirurgia e finda quando ele é transferido para a SRPA.

( ) Inicia quando é tomada a decisão da intervenção cirúrgica e termina com a entrada do paciente na sala de cirurgia.

Agora, assinale a alternativa que apresenta a sequência correta:

a) 1, 2, 3.
b) 2, 3, 1.
c) 1, 3, 2.
d) 3, 2, 1.
e) 2, 1, 3.

Capítulo 6
O papel do enfermeiro na atenção ao paciente crítico

Andréa dos Santos Albuquerque Van-dúnem
Moara Avila de Jesus Moreira

Conteúdos do capítulo:

- Suporte Básico de Vida (SBV).
- Gerenciamento de risco relacionado à assistência.
- O papel da enfermagem em urgência e emergência clínica e cirúrgica.

Após o estudo deste capítulo, você será capaz de:

1. identificar as fases do gerenciamento de risco relacionado à assistência;
2. reconhecer situações de urgência e emergência clínica e cirúrgica e proceder preventivamente diante das possíveis complicações;
3. identificar e coordenar as ocorrências do SBV.

As doenças e emergências cardiovasculares são consideradas um agravo de grande prevalência e com morbidade elevada, uma vez que o atendimento precisa ser realizado o mais breve possível e com qualidade. O Suporte Básico de Vida (SBV) é composto por uma série de etapas que precisam ser realizadas de forma eficaz para que os indivíduos acometidos por tais incidentes tenham chances de sobrevida. Estima-se que menos de 40% dos adultos recebam reanimação cardiopulmonar (RCP) iniciada por leigos, enquanto menos de 12% recebem a aplicação de um desfibrilador externo automático (DEA) antes da chegada do serviço médico de emergência (SME) (AHA, 2020).

O SBV é um protocolo de atendimento idealizado pela American Heart Association (AHA), que é uma associação americana responsável pela publicação científica de diretrizes para a realização de cursos voltados aos procedimentos do coração, tais como a RCP e o atendimento cardiovascular de emergência (ACE). Essa associação foi fundada em 1924 por seis cardiologistas e é a maior e mais antiga organização dedicada à luta contra doenças cardíacas, promovendo protocolos de salvamento que são atualizados a cada cinco anos e ensinados em cursos de todo o mundo (AHA, 2024).

A parada respiratória ocorre quando a respiração está totalmente ausente (apneia) ou é claramente inadequada para manter a oxigenação e a ventilação efetivas (respirações agônicas). Na parada cardíaca, há uma interrupção súbita dos batimentos cardíacos, resultando na cessação de uma circulação efetiva. A parada cardiorrespiratória (PCR), em ambiente hospitalar, gera alto índice de estresse para toda a equipe, uma vez que o indivíduo acometido por tal situação está em risco iminente de vida. Por isso, é importante criar equipes preparadas para um SBV de excelência, a fim de restabelecer condições básicas para a manutenção da vida, por meio de ventilação artificial e massagem cardíaca (Landa; Ferreira, 2020).

A avaliação primária é uma abordagem do SBV e enfatiza a pronta RCP e a desfibrilação. O bom desempenho dessas ações aumenta significativamente as chances de sobrevivência e de uma boa ou melhor evolução neurológica para o paciente. Reitera-se a importância do início imediato da RCP por socorristas leigos treinados até a chegada de profissionais especializados, tanto no ambiente intra quanto no ambiente extra-hospitalar (Brasil, 2016).

A PCR pode ocorrer por disfunção cardíaca primária ou secundária. Na **primária**, é causada por algum tipo de alteração cardíaca, como: doenças isquêmicas, cardiomiopatias, hipertrofia ventricular esquerda, doença valvar, cardiopatias congênitas e anormalidades eletrofisiológicas. Na **secundária**, deve-se a algum problema respiratório, circulatório ou a uma causa externa, podendo ocorrer em virtude de oxigenação deficiente (que se dá por obstrução de vias aéreas ou doenças pulmonares, como asma, pneumonia, embolia pulmonar e edema pulmonar, levando a uma insuficiência respiratória); do transporte inadequado de oxigênio (que se dá por hemorragias graves, choque hipovolêmico, séptico e neurogênico, anemia grave e intoxicação por monóxido de carbono); e da ação de fatores externos sobre o coração (que ocorre por uso de fármacos, desequilíbrio eletrolítico e choque elétrico). Em crianças pequenas, a principal causa de PCR é a obstrução de vias aéreas por corpo estranho (Hinkle; Cheever, 2020).

Dados mostram que, em 2015, aproximadamente 350 mil adultos nos Estados Unidos foram atendidos por equipes de serviços de emergência apresentando PCR não traumática extra-hospitalar (PCREH) (AHA, 2020). O percentual de RCP iniciada por leigos e de disponibilidade de DEA é baixo no ambiente extra-hospitalar, o que reforça a importância de cursos direcionados para esse público em locais com grande fluxo de pessoas e que não contem com o serviço especializado de profissionais da saúde. Já os resultados da PCR intra-hospitalar (PCRIH) são significativamente melhores e continuam a melhorar, se comparados com os da PCREH (AHA, 2020). Isso evidencia o quanto é necessária a educação continuada nos serviços de saúde, que tem como finalidade a atualização dos indivíduos no que se refere a melhores práticas no atendimento (Landa; Ferreira, 2020).

As Figuras 6.1 e 6.2 descrevem a sequência e as etapas que são realizadas nos atendimentos de PCRIH e PCREH em pacientes adultos e pediátricos, sendo que o sexto elo – recuperação – foi adicionado na última atualização da AHA (AHA, 2020). O processo de recuperação de PCR ocorre por muito tempo depois da hospitalização inicial, sendo necessário apoio durante a recuperação, para garantir ao paciente o bem-estar físico, cognitivo e emocional e o retorno ao funcionamento social e profissional. Orienta-se que esse processo seja iniciado no período da hospitalização inicial e continue o tempo que for necessário.

Figura 6.1 – As cadeias de sobrevivência da AHA para PCRIH e PCREH para adultos

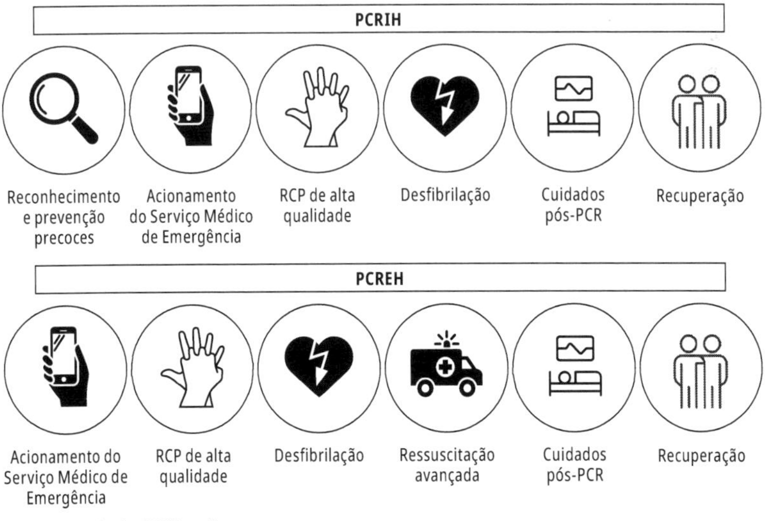

PCRIH

Reconhecimento e prevenção precoces | Acionamento do Serviço Médico de Emergência | RCP de alta qualidade | Desfibrilação | Cuidados pós-PCR | Recuperação

PCREH

Acionamento do Serviço Médico de Emergência | RCP de alta qualidade | Desfibrilação | Ressuscitação avançada | Cuidados pós-PCR | Recuperação

minizen, Sergey Furtaev, Bowrann, Sereda Serhii, Dzm1try, TANJIL ARAFAT e Icon For YouShutterstock

Fonte: AHA, 2020, p. 7.

Figura 6.2 – As cadeias de sobrevivência da AHA para PCRIH e PCREH pediátricas

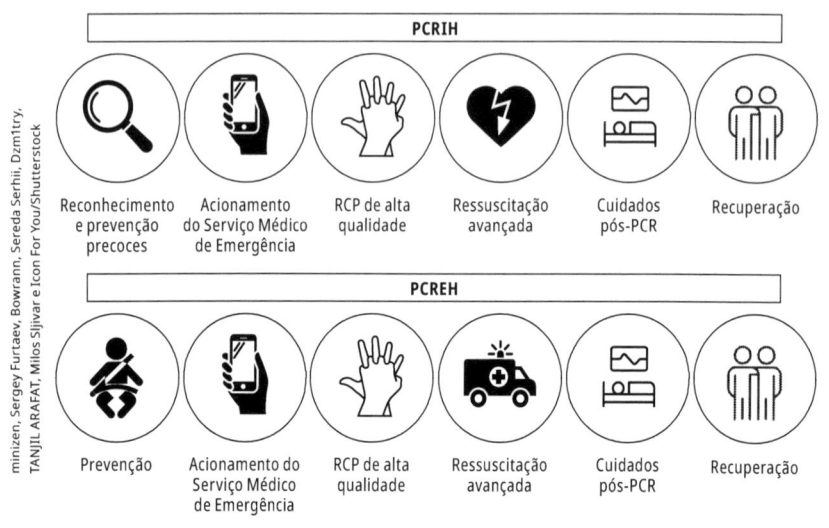

PCRIH

Reconhecimento e prevenção precoces — Acionamento do Serviço Médico de Emergência — RCP de alta qualidade — Ressuscitação avançada — Cuidados pós-PCR — Recuperação

PCREH

Prevenção — Acionamento do Serviço Médico de Emergência — RCP de alta qualidade — Ressuscitação avançada — Cuidados pós-PCR — Recuperação

Fonte: AHA, 2020, p. 17.

6.1 Etapas do Suporte Básico de Vida

As urgências que ocorrem em ambiente intra-hospitalar têm etiologia diferente das que ocorrem no ambiente extra-hospitalar. Nos hospitais, normalmente as urgências estão relacionadas com a condição que levou à hospitalização da pessoa (doença de base) sem o adequado manejo clínico ou sem o acompanhamento adequado de terapêuticas médicas. Já as urgências que acometem as pessoas em ambientes extra-hospitalares usualmente são decorrentes de mal súbito cárdio-cérebro-vascular (Hinkle; Cheever, 2020).

6.1.1 Segurança da cena

A segurança é um item fundamental para que se inicie um atendimento, pois, sem ela, pode ocorrer o aumento do número de vítimas, uma vez que a própria equipe de saúde pode vir a se tornar uma destas. É necessário observar os potenciais riscos ou ameaças advindos de animais e pessoas ou mesmo riscos físicos (choque elétrico, incêndio etc.) que têm de ser controlados. Além disso, os equipamentos de proteção individual (EPIs) são considerados itens de segurança que todo profissional de saúde precisa usar, levando-se em consideração cada situação (luvas, óculos, gorro etc.).

Estando a cena segura, é preciso observar as informações que o ambiente fornece sobre o caso antes mesmo de se ter contato com a vítima, como o estado de conservação e higiene do local, a presença de medicamentos ou de equipamentos de saúde, ou mesmo a presença de odores patológicos, como o de infecção, urina, fezes e sangue. A presença de acompanhantes também deve ser observada, uma vez que eles podem ter informações importantes que antecederam o fato (Brasil, 2016).

No ambiente intra-hospitalar, é imprescindível que a equipe de saúde responsável pelo paciente tenha conhecimento do breve histórico e da moléstia atual para construir a hipótese diagnóstica, uma vez que, ao iniciar o atendimento, já se começa a planejar a condução do caso e o respectivo tratamento.

6.1.2 Avaliação da responsividade

A avaliação da responsividade deve ser realizada pelo socorrista ao se aproximar da vítima pela frente, chamando-a firmemente ("Senhor, está tudo bem?"), tanto com a voz como com o toque. Caso permaneça sem responder e imóvel, o indivíduo pode estar em PCR. Assim, antes de qualquer outra coisa, deve-se acionar ajuda, solicitar o carro de parada, ou DEA, e dar prosseguimento à RCP.

6.1.3 Avaliação de respiração e pulso

A ausência de respiração ou respiração agônica (*gasping*) pode ser observada ao abrir manualmente a via aérea, com elevação do mento, e ao hiperestender o pescoço quando do exame do tórax despido, sem movimentos de expansão torácica (caso se trate de uma vítima de trauma, deve-se evitar a hiperextensão do pescoço). Os batimentos cardíacos são verificados por meio da pulsação de artérias, sendo a carótida e a femoral as de mais fácil acesso para avaliação. Em lactentes, a checagem do pulso é feita na artéria braquial (Brasil, 2016).

Essas informações devem ser obtidas simultaneamente, não podendo ultrapassar 10 segundos. Caso o socorrista fique em dúvida, orienta-se iniciar a compressão torácica imediatamente (Brasil, 2016).

6.1.4 Compressão torácica

A compressão torácica constitui-se na ação mais eficaz no atendimento à vítima de PCR, uma vez que as compressões geram fluxo sanguíneo (sístole) ao aumentarem a pressão intratorácica. Durante a descompressão, o coração volta a se encher de sangue (diástole) para que, com a compressão seguinte, novamente seja bombeado. Essa repetição permite que haja fluxo sanguíneo principalmente para os órgãos nobres e deve acontecer até que o coração volte a bater espontaneamente (AHA, 2020). Assim que identificada a PCR, o socorrista deve iniciar imediatamente as compressões torácicas, que levam algum tempo até que haja o desenvolvimento de pressões de perfusão cerebral e coronariana; portanto, as interrupções devem ser evitadas, já que tempo é vida nessa situação.

O socorrista deve se posicionar ao lado do paciente, sendo importante que este seja posicionado sobre uma superfície rígida para que as compressões realizadas não se dissipem no colchão. Em adultos e crianças, deve-se colocar a região hipotenar da mão dominante no centro do tórax (linha mamilar) ou apenas o calcanhar de uma mão, no caso de criança. Em situação com lactentes, um socorrista vai utilizar dois dedos (indicador e médio) imediatamente abaixo da linha mamilar; no caso de haver dois socorristas, um ficará responsável pela compressão, de forma que as mãosque envolvam o tórax e os polegares fiquem abaixo da linha dos mamilos. Os braços devem permanecer estendidos e na mesma direção das mãos, comprimindo-se o tórax (5 cm de profundidade em adultos e crianças e 4 cm de profundidade em lactentes). Entre uma compressão e outra, deve ser permitida a descompressão completa do tórax, para que o coração consiga se encher novamente com sangue (Bernoche et al., 2019).

Observe a posição ilustrada na figura a seguir.

Figura 6.3 – Posicionamento adequado das mãos para arealização das compressões torácicas

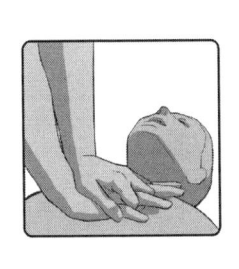

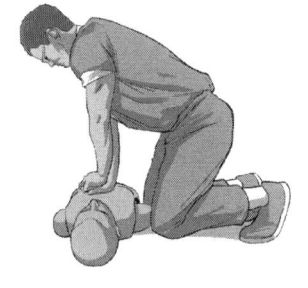

Fonte: Elaborado com base em Bernoche et al., 2019, p. 462.

As compressões devem ser alternadas com as ventilações: são 30 compressões para 2 ventilações (em crianças e lactentes, a relação é de 15:2, quando há dois socorristas, e 30:2, com um socorrista), e a velocidade das compressões deve ser de 100 a 120 compressões por minuto. O uso de dispositivos de *feedback* visual em tempo real[1] é recomendado como forma de manter a qualidade da RCP (Brasil, 2016; Bernoche et al., 2019; Silva et al., 2020).

Os ciclos de compressão e ventilação devem ser feitos continuamente, só parando em algumas situações:

- após cinco ciclos para a checagem do pulso central;
- nos momentos de verificação do ritmo cardíaco (após a chegada do desfibrilador);
- no momento da desfibrilação;
- caso o paciente comece a se mexer ou recupere o ritmo cardíaco espontâneo;
- quando o médico constatar o óbito do paciente.

A RCP de qualidade é algo muito exaustivo, portanto os socorristas devem alternar de posição a cada cinco ciclos ou dois minutos de compressão contínua, para não fadigar e perder a qualidade na manobra de reanimação.

---

1 O *feedback* de RCP é um dispositivo que atua em conjunto com o DEA para tornar mais eficaz o atendimento a vítimas de PCR. Trata-se de um sensor que deve ser colocado entre a mão do socorrista e o peito do paciente no momento da RCP para monitoramento da qualidade do procedimento. O sistema inteligente e automatizado avalia a qualidade e orienta como otimizar as compressões (Aquino, 2020).

6.1.5 Abertura de vias aéreas

A língua é a causa mais frequente de obstrução das vias aéreas na vítima inconsciente; contudo, deve-se inspecionar a cavidade oral em busca de corpo estranho. Manter a via aérea pérvia (livre) e fornecer ventilação adequada são prioridades no atendimento inicial. Para abrir a via aérea, pode-se realizar a manobra de inclinação da cabeça e elevação do queixo – com o paciente em decúbito dorsal, colocar uma das mãos sobre a testa do paciente levando a cabeça para trás e, com a outra mão sob a parte óssea do maxilar inferior, elevar a mandíbula deslocando o queixo para a frente e levando os dentes quase até a oclusão. Caso haja suspeita de lesão na cervical, a técnica recomendada é colocar uma mão em cada lado da cabeça do paciente com os cotovelos apoiados sobre a superfície em que ele descansa, segurar os ângulos do maxilar inferior e elevá-los com ambas as mãos, deslocando a mandíbula para a frente (Brasil, 2016; Bernoche et al., 2019).

As duas técnicas estão ilustradas na figura a seguir.

Figura 6.4 – Manobra de inclinação da cabeça e elevação do queixo e manobra de elevação do ângulo da mandíbula

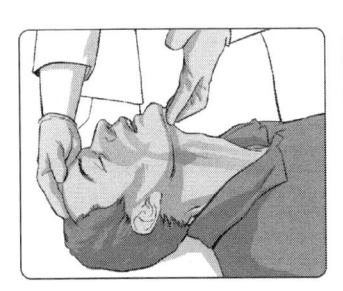

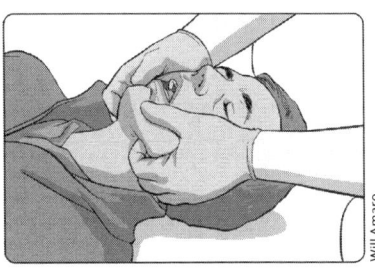

Fonte: Elaborado com base em Bernoche et al., 2019, p. 462.

6.1.6 Ventilação

Após a confirmação de via aérea pérvia, é preciso ventilar artificialmente a vítima, utilizando algum dispositivo. Para a vítima fora do ambiente hospitalar, a opção é a *pocket mask*, uma máscara de bolso com filtro que impede a passagem de líquidos e secreções, proporcionando segurança para a vítima e o socorrista. Já no ambiente hospitalar ou mesmo nos atendimentos pré-hospitalares, a ventilação é realizada por meio do dispositivo bolsa-válvula-máscara conectado ao sistema de fluxo de oxigênio (Bernoche et al., 2019; AHA, 2020).

A seguir, a figura mostra a utilização correta dos equipamentos para ventilação.

Figura 6.5 – Posicionamento utilizando máscara de bolso com hiperextensão da cabeça e demonstração da ventilação com bolsa-válvula-máscara

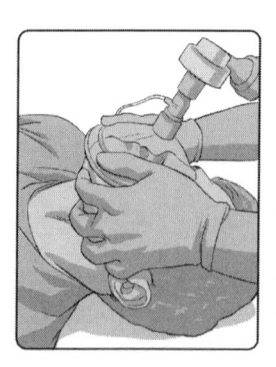

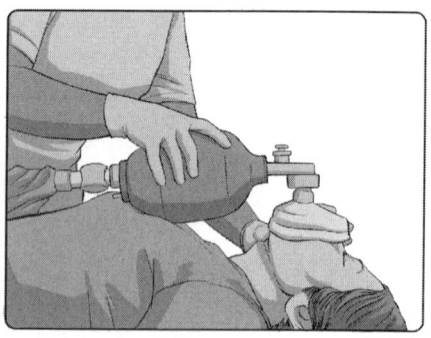

Fonte: Elaborado com base em Bernoche et al., 2019, p. 463.

Para realizar a ventilação com eficiência, alguns passos devem ser seguidos (Brasil, 2016):

- posicionar-se diretamente acima da cabeça da vítima;
- colocar a máscara sobre a face da vítima, de forma que cubra o nariz e a boca;
- aplicar a técnica C3 – polegar e indicador em forma de "C" seguram a máscara, e os outros dedos firmam a máscara na mandíbula – e hiperestender o pescoço da vítima;
- por fim, com a outra mão, apertar a bolsa-válvula-máscara.

Duas ventilações devem ser fornecidas; enquanto isso, o socorrista deve observar se há expansão torácica, o que significa que a ventilação está adequada. Caso não haja essa expansão, deve-se verificar a técnica, pois pode haver escape de ar. Pode ser também que um corpo estranho esteja bloqueando a passagem de ar ou que a via aérea não esteja totalmente aberta (AHA, 2020). É importante destacar que a ventilação deve ser feita por pessoas capacitadas, uma vez que a hiperventilação pode ser prejudicial à vítima.

6.1.7 Desfibrilação

As compressões torácicas, quando realizadas com eficácia, conseguem manter os órgãos vitais do paciente (como coração e cérebro) viáveis durante uma PCR, mas elas por si sós têm pouca capacidade de reversão da PCR. Muitas vezes, a PCR é decorrente de dois tipos de arritmias cardíacas – fibrilação ventricular e taquicardia ventricular sem pulso –, que podem melhorar após a aplicação de um choque sobre o tórax da vítima. Quanto mais rapidamente for realizada a desfibrilação, maior será a chance de sobrevivência da vítima (AHA, 2020).

O choque despolariza todas as células miocárdicas ao mesmo tempo, o que pode permitir o restabelecimento da atividade elétrica coordenada espontânea. O desfibrilador convencional existente em ambiente hospitalar exige a presença de um profissional médico para manipulá-lo. Ele pode ser monofásico (360 joules) ou bifásico (de 120 a 200 joules). Para bebês e crianças, devem ser utilizadas as pás pediátricas; caso não estejam disponíveis, podem ser usadas as pás para adultos, desde que elas não se toquem. A partir de 8 anos de idade, usam-se somente pás para adultos. Além disso, é importante sempre utilizar gel sobre as pás, pois, além de ajudar na condução do choque, também evita queimaduras (Bernoche et al., 2019).

Já o DEA pode ser manipulado por qualquer pessoa, desde que tenha um conhecimento mínimo de atendimento, pois, ao ser ligado, o aparelho vai orientar como o socorrista deve proceder (como conectar as pás no aparelho e no paciente e até como realizar a RCP com qualidade), por meio de mensagens faladas e sinais luminosos. Quando o aparelho solicitar, o socorrista deve se afastar do paciente, pois o DEA vai avaliar o ritmo cardíaco e se há indicação da descarga elétrica para desfibrilar a vítima. O socorrista deve repetir os ciclos de orientação do DEA até que o suporte avançado chegue para assumir a ocorrência (Bernoche et al., 2019).

6.2 As diferentes áreas de atuação em cuidados intensivos

A Unidade de Terapia Intensiva (UTI) oferece suporte avançado de vida aos pacientes que estão com a saúde fragilizada. Por ser um ambiente fechado e tecnológico, a UTI é complexa e voltada principalmente para a recuperação do paciente crítico.

Frequentemente, o foco principal de atenção é desviado para a maquinaria ao redor do paciente e sua condição ou doença. Assim, o desafio permanente para o profissional nesse ambiente diferente e com diversas fontes de informação é lidar, ao mesmo tempo, com o bem-estar do indivíduo e as tecnologias que auxiliam na atenção à saúde (Franco et al., 2021).

A UTI oferece assistência contínua, contando com aparelhos sofisticados capazes de manter a sobrevida do cliente, mas, também, carece de relações humanas características exclusivas da subjetividade de seus profissionais. O produto final no processo de trabalho dos profissionais de saúde se transforma na assistência prestada ao indivíduo, que é influenciada por sua atividade (o próprio trabalho), seu objeto de trabalho (o indivíduo) e seu meio de trabalho (o cuidado). O trabalho, como exclusividade do ser humano, difere-o de qualquer outro ser, pela capacidade humana de transformar em realidade seus pensamentos e desejos. Os objetivos do trabalho oferecido em UTI são a recuperação e a manutenção da saúde de seus clientes, bem como a prevenção de complicações futuras; contudo, a avaliação desse processo não deve pautar-se apenas na saída do cliente para outras unidades, mas na qualidade do cuidado prestado diariamente (Cavalcante et al., 2015).

O trabalho da enfermagem faz parte de um processo coletivo, apoiado por diversos profissionais de outras áreas (médicos, fisioterapeutas, psicólogos, farmacêuticos, entre outros), mas com especificidades próprias, consolidado por diferentes categorias de trabalho (enfermeiro, técnico de enfermagem e auxiliar de enfermagem), tendo como finalidade o atendimento às necessidades do cliente com agilidade, competência e resolutividade (Muniz et al., 2019).

Assim, acredita-se que a busca por um fazer comprometido não pode ser feita individualmente, pois os trabalhadores da enfermagem desenvolvem suas atividades assistenciais por meio do trabalho em equipe; consequentemente, a continuidade e a qualidade do trabalho dependem do desempenho tanto individual quanto coletivo. Daí a importância do conhecimento do profissional de enfermagem diante do compromisso e da responsabilidade ético-legal no exercício profissional (Muniz et al., 2019).

O ambiente de terapia intensiva ainda é orientado pelo modelo biomédico, em que a atenção está voltada, sobretudo, para o órgão doente, para a patologia e para os procedimentos técnicos, em detrimento dos sentimentos, dos receios do indivíduo doente e seus familiares e da forma como vivenciam a situação de saúde-doença (Medeiros et al., 2016).

A implementação de tecnologias de cuidado na enfermagem, desde que sejam utilizadas de uma forma em que estejam integradas, possibilita que os profissionais da saúde prestem um cuidado baseado nos valores morais e nas vivências de cada ser humano. Para tanto, é imprescindível desempenhar uma comunicação efetiva e educativa para com os pacientes e seus familiares, promovendo, assim, uma assistência mais humanizada (Medeiros et al., 2016).

A utilização de tecnologias de cuidado pode aproximar a equipe de profissionais de saúde e, em particular, da enfermagem em relação aos pacientes e seus familiares, de modo a evidenciar as necessidades individuais e coletivas, propiciando o favorecimento do cuidado de enfermagem de forma viva, sistematizada e fundamentada cientificamente. Nessa perspectiva, o cuidado desenvolvido de modo sistematizado e individualizado pode favorecer o restabelecimento das funções vitais e, ao mesmo tempo, proporcionar conforto e bem-estar aos pacientes, resultando em um cuidado digno, com a maior qualidade de vida possível, ou até mesmo numa morte tranquila (Camelo; Chaves, 2013; Franco et al., 2021; Cavalcante et al., 2015).

Nesse sentido, não se pode dissociar o cuidado humanizado da dimensão ética que envolve esse cuidado, requerendo o envolvimento dos profissionais não apenas como quem cuida de uma patologia, mas também como pessoas que cuidam de seres humanos, os quais devem ser tratados em suas singularidades. Isso demanda o estabelecimento de uma comunicação efetiva entre profissionais, pacientes e familiares, caracterizando um elo para a construção de uma relação de qualidade, o que exige a compreensão de que a família pode ter uma participação ativa no cuidado de seu familiar, que ela é capaz de interagir e tomar decisões a respeito do cuidado (Camelo; Chaves, 2013).

Enfim, vale destacar o valor da equipe de enfermagem, que atua com o compromisso moral e ético de cuidar do outro, faz a diferença nas pequenas ações e na interação com outro. A interligação entre o cuidado-técnico e o cuidado-ético, integrando princípios e competências, em uma atmosfera de cuidado e responsabilização pelo outro, faz o profissional refletir sobre a própria maneira de ser, pois cuidar vai além de tomar conta, assistir, olhar. Trata-se da valorização do usuário como cliente, respeitando sua dignidade como ser humano (Medeiros et al., 2016; Camelo; Chaves, 2013).

Essas reflexões dão suporte à realização de um cuidado mais efetivo, com mais atenção e dedicação. A construção moral do profissional se torna real por meio das interações sociais e na construção de um saber compartilhado, ou seja, quando ele se doa por completo. O resultado dessas ações acaba sendo a excelência do cuidado com uma assistência mais qualificada aos pacientes de cuidados intensivos.

6.3 Os aspectos da gestão da atenção ao paciente crítico

O paciente crítico é aquele que se encontra com instabilidade de um ou mais sistemas fisiológicos e cujo estado de saúde é grave, requerendo cuidados intensivos. A UTI é um ambiente de constantes situações de emergência, intensos desafios, em que a assistência prestada deve envolver um conjunto de competências e habilidades, responsabilidades, aprimoramento contínuo e cooperação de todos os membros da equipe para se chegar ao objetivo comum, que é o restabelecimento da saúde dos indivíduos. A rotina complexa que envolve esse ambiente é baseada em procedimentos técnicos de realização imediata para manter as funções vitais nos parâmetros de normalidade, o que faz essa unidade parecer comumente rígida e inflexível diante de todo o aparato tecnológico comum do local.

O enfermeiro, em sua formação, exerce naturalmente o papel de líder de uma equipe, uma vez que está inserido e atua ativamente em todas as fases do cuidado no processo de hospitalização. Os aspectos que englobam a gestão desse cuidado são fundamentais para a melhoria da assistência. Tecnologias em saúde não representam apenas equipamentos: são saberes construídos tanto para a geração quanto para a utilização de produtos e servem de suporte na organização das relações humanas, nas quais são prestados os cuidados e a atenção à saúde (Vargas; Braga, 2016).

O paciente crítico precisa do suporte de uma equipe multidisciplinar, orientada por uma visão holística por meio da qual sejam atendidas todas as suas demandas. O enfermeiro gestor articula as esferas administrativas e assistenciais, buscando atender a essas necessidades (Santos et al., 2020).

A Sistematização da Assistência de Enfermagem (SAE) é uma importante ferramenta que auxilia o processo de trabalho do enfermeiro. É pautada em observação e levantamento de dados para diagnóstico, planejamento, implantação e avaliação do cuidado prestado. Especificamente com o paciente crítico, a SAE contribui para a organização e a otimização da atuação profissional, tendo em vista que a complexidade desse paciente é vista como uma barreira.

Estudos mostram que os cuidados direto (assistência) e indireto (administrativo) são indissociáveis, uma vez que o gerenciamento de recursos está intimamente relacionado ao cuidar (Santos et al., 2020). A Resolução n. 543, de 18 de abril de 2017, do Conselho Federal de Enfermagem (Cofen, 2017a), reforça a necessidade de se atingir o padrão de excelência do cuidado de enfermagem e favorecer a segurança do paciente, do profissional e da instituição de saúde, determinando o dimensionamento do quadro de profissionais de enfermagem com o mínimo de 18 horas de enfermagem por paciente no cuidado intensivo, isto é, 52% precisam ser enfermeiros e os demais, técnicos de enfermagem. Essa obrigatoriedade garante uma melhoria diante das necessidades específicas desse público, refletindo significativamente na qualidade do atendimento.

O enfermeiro da terapia intensiva precisa pensar criticamente, analisar as dificuldades e encontrar soluções, buscando garantir sempre um cuidado seguro e baseado nos princípios éticos e bioéticos da profissão. Além de lidar com as fraquezas e angústias de sua equipe, esse profissional também é um elo entre paciente e equipe multiprofissional, além de desenvolver a educação continuada no serviço, o que é imprescindível nesse contexto. Enfim, ele precisa avaliar, sistematizar e decidir a melhor forma de uso dos recursos humanos, físicos, materiais e de informação, visando ao custo-benefício e à busca pela excelência do cuidado.

6.4 Os elementos da gestão de riscos

As instituições de saúde enfrentam um desafio no que diz respeito ao cuidado em saúde e à gestão de riscos. Deve-se considerar que os cuidados de saúde prestados no âmbito hospitalar contam com alta complexidade de processos assistenciais, acesso a equipamentos de alta tecnologia, profissionais de saúde de diferentes áreas de atuação, pacientes e familiares com necessidades específicas, ou seja, são inúmeras as condições ou situações que podem ocasionar um evento adverso, o qual pode ser evidenciado por meio de falhas e danos, resultando em custos significativos para as instituições e agravo à saúde dos profissionais de enfermagem e do próprio paciente.

Os **eventos adversos** são descritos como uma lesão não intencional que resulte em incapacidade temporária ou permanente ou aumento do tempo de permanência ou morte como consequência de um cuidado de saúde prestado. Todo procedimento assistencial envolve um risco de evoluir para um evento adverso; portanto, fator potencial de risco, quase falha ou *near-miss* é qualquer variação de processo que pode acarretar uma chance significativa de desencadear um resultado negativo para o paciente, os colaboradores e a instituição de saúde (Brasil, 2014). Já **risco** pode ser definido como um desvio que evolui em relação aos objetivos planificados em uma organização hospitalar, podendo envolver metas financeiras, de saúde, de segurança e ambientais.

Por sua vez, a **gestão de riscos** compreende uma forma de abordagem dos riscos a que o paciente está submetido nos serviços de saúde, descrita entre as ações estabelecidas na Resolução da Diretoria Colegiada (RDC) n. 36, de 25 de julho de 2013, da Agência Nacional de Vigilância Sanitária (Anvisa) (Brasil, 2013a), que tem por objetivo identificar, analisar e avaliar as atividades desempenhadas nesses serviços, de modo que seja possível elaborar medidas preventivas, corretivas e situacionais com ênfase na redução de eventos adversos.

Atualmente, a implementação da gestão de riscos nas instituições de saúde deve ser realizada pelo Núcleo de Segurança do Paciente (NSP), com base no Programa Nacional de Segurança do Paciente (PNSP), sendo o NSP o órgão responsável por promover e apoiar as medidas de segurança do paciente. A gestão de riscos contempla a implantação de uma cultura de segurança nas instituições de saúde, que pressupõe o aprendizado com as falhas e a prevenção de novos incidentes relacionados à assistência à saúde (Brasil, 2014). Ao NSP competem a "identificação, análise, avaliação, monitoramento e comunicação de riscos", ou seja, o conjunto de atividades do gerenciamento de riscos (Anvisa, 2016, p. 24).

O gerenciamento de riscos está dividido em três etapas: notificação, investigação e análise dos dados, monitoramento e tratamento.

6.4.1 Etapas do gerenciamento de riscos

Nesta seção, identificaremos as etapas do gerenciamento de riscos e descreveremos sua operacionalização na prática assistencial.

Etapa 1 – Notificação do evento adverso

Desde junho de 2014, as notificações institucionais de eventos adversos são obrigatórias e devem ser registradas no Sistema de Notificações para a Vigilância Sanitária (Notivisa), sob responsabilidade da Anvisa (Anvisa, 2019). Essa ação e a criação do PNSP são estratégias elaboradas a fim de contribuir para a qualificação do cuidado em saúde em todos os estabelecimentos de saúde do território nacional e promover a vigilância e o monitoramento dos incidentes na assistência à saúde (Brasil, 2014). O setor de Gerenciamento de Riscos e Segurança em Saúde do hospital é responsável pelo acompanhamento e pelas notificações à Anvisa nas áreas de tecnovigilância (equipamentos, materiais médico-hospitalares e *kits* diagnósticos), farmacovigilância (medicamentos, vacinas, imunoglobulinas), hemovigilância (sangue e seus componentes), vigilância de saneantes (produtos de limpeza, desinfecção e esterilização) (Brasil, 2014).

O hospital sentinela recebe notificações previamente notificadas ao NSP. Os profissionais de saúde que atuam assistencialmente podem realizar, por fichas de notificação dispostas na unidade e nos corredores do hospital, as notificações da ocorrência de eventos adversos e de queixas técnicas das tecnologias de saúde existentes em seu ambiente de trabalho, ou seja, recursos disponíveis, equipamentos e dispositivos relacionados à assistência ao paciente. A ficha técnica de notificação é composta por três categorias: dados do incidente, dados do notificador e descrição do incidente (Maia et al., 2018). Para que ocorram a investigação e a análise, é necessário que os eventos adversos sejam notificados ou relatados nos prontuários do paciente.

Etapa 2 – Investigação

A análise ou investigação das notificações é um fator de aprendizagem nas instituições de saúde, uma vez que possibilita verificar as causas identificadas, mapeá-las e, assim, traçar planos de ação que minimizem o incidente e também evitem que o evento ocorra futuramente. Atualmente, várias técnicas ou ferramentas são utilizadas para a investigação de eventos adversos, entre elas a análise de causa raiz (ACR), que é uma estratégia apresentada em gestão de riscos na qual são utilizadas várias técnicas ou ferramentas para identificar a causa raiz do evento adverso.

A ACR é adotada pela indústria diante de um incidente grave e tem por objetivo identificar as causas do incidente e propor estratégias de prevenção a fim de que este não ocorra novamente (Anvisa, 2017). Para a realização da ACR, diversas técnicas, ferramentas e metodologias podem ser utilizadas, entre as quais estão a análise de barreiras, a análise de mudanças, o diagrama de causa-efeito ou de Ishikawa e o protocolo de Londres.

A **análise de barreiras** consiste na identificação das barreiras que "contribuíram para a ocorrência dos incidentes, a fim de corrigi-las para que executem com precisão o seu papel, evitando a ocorrência do incidente novamente" (Anvisa, 2017, p. 35). Já na **análise de mudanças** "a tarefa realizada com sucesso é comparada com aquela que não teve sucesso" (Anvisa, 2017, p. 35).

Por sua vez, o **diagrama de causa-efeito**, ou diagrama de Ishikawa (ou espinha de peixe), consiste em "um diagrama que representa as diversas causas dos incidentes por categorias, após a utilização da pergunta 'por que' este incidente ocorreu?, possibilitando a identificação das causas raízes" (Anvisa, 2017, p. 35). Cada espinha (filial) do diagrama representa uma categoria de fatores causais.

Figura 6.6 – Diagrama de causa-efeito ou de Ishikawa

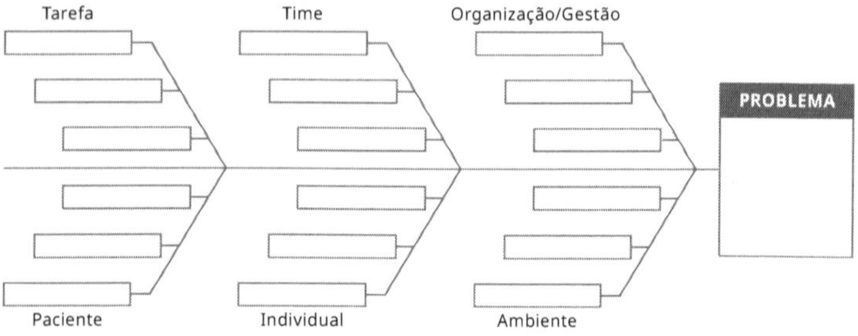

Fonte: Anvisa, 2017, p. 54.

No Brasil, utiliza-se a metodologia da ACR com base em algumas etapas do **protocolo de Londres** para a análise de incidentes, o qual consiste em uma investigação sistematizada por etapas. Assim, para conduzir uma investigação de incidente e a análise de processos, é necessário seguir as etapas descritas na sequência:

> 1) Identificação e decisão de investigar; 2) Seleção de pessoas para composição do time de investigação; 3) Organização e coleta de dados; 4) Determinação da ordem cronológica do incidente; 5) Identificação das características do incidente; 6) Identificação dos fatores contribuintes; e 7) Elaboração de recomendações e desenvolvimento de um plano de ação. (Anvisa, 2016, p. 42)

Conforme o documento *Implantação do Núcleo de Segurança do Paciente em Serviços de Saúde*, publicado em 2016 pela Anvisa, essa investigação deve ser feita no sentido de buscar estabelecer os pontos críticos, evitando apontar culpados pelo incidente. Com isso, preservam-se os envolvidos no evento e os demais funcionários (Brasil, 2016).

Etapa 3 – Monitoramento

O monitoramento é realizado considerando-se a relação entre os indicadores de qualidade da instituição e a revisão de processos de trabalho. Atualmente, uma das metodologias implementadas pelos serviços de saúde é o PDSA, que deriva do PDCA (**P** = *Plan*, planejar; **D** = *Do*, fazer; **C** = *Check*, checar; **A** = *Act*, agir). O PDCA é uma metodologia que visa à melhoria contínua da qualidade (Anvisa, 2017).

No caso do **PDSA**, as ações de cada etapa são as seguintes (Brasil, 2017):

- **P** (*Plan*) = planejar – Envolve o planejamento das ações de melhoria segundo os problemas identificados, definindo, assim, os planos de ação.
- **D** (*Do*) = fazer – Diz respeito à execução das ações, que compreendem "a capacitação prévia dos serviços de saúde e a implementação das melhorias propriamente ditas" (Brasil, 2017, p. 91).
- **S** (*Study*) = estudar – Refere-se à realização da análise dos resultados a fim de detectar "se estes condizem com o esperado e se houve alteração significativa da rotina de trabalho e se há necessidade de instituir mudanças nas ações implementadas" (Brasil, 2017, p. 91).
- **A** (*Act*) = agir – Nessa fase, são realizadas ações em todo o sistema, adequações nas ações ou até mesmo são recomendadas novas ações com base na análise realizada anteriormente.

Na prática

Imagine o seguinte cenário: o senhor Joaquim, de 87 anos de idade, que se encontra internado na clínica médica, ao ser encaminhado ao banheiro, caiu e fraturou o braço. O enfermeiro responsável faz o atendimento e realiza a abertura da ficha de notificação de evento adverso. O NSP do hospital prossegue com a investigação e a análise do processo utilizando ferramentas de gestão, como a ACR e suas técnicas (análise de barreiras, análise de mudanças, diagrama de causa-efeito ou de Ishikawa e o protocolo de Londres). As medidas de prevenção são revisadas por toda a equipe de saúde, e o monitoramento e o tratamento devido são realizados na unidade da clínica médica.

6.5 O papel da enfermagem em urgências e emergências clínicas e cirúrgicas

Nas últimas décadas, verificou-se uma mudança no perfil de morbimortalidade da população brasileira, refletindo diretamente nas unidades de urgência e emergência. A mudança no perfil dos pacientes que acessam as unidades, a infraestrutura ineficaz e a superlotação tornam-se desafios persistentes para os profissionais que atuam nos serviços. A Resolução n. 1.451, de 10 de março de 1995, do Conselho Federal de Medicina (CFM, 1995) define *urgência* como uma condição clínica imprevista de agravo à saúde, com ou sem risco potencial de morte, em que o paciente necessita de assistência médica imediata; e *emergência* como uma condição de agravo à saúde envolvendo risco iminente de morte ou sofrimento intenso, demandando, portanto, tratamento médico imediato.

O atendimento na unidade de urgência e emergência inicia-se na triagem. *Triagem*, na língua portuguesa, significa "escolha", "seleção" (Mussi; Lopes, 2014). O enfermeiro é o profissional preparado para realizar o processo de triagem dos pacientes que procuram o serviço de saúde. A principal finalidade do serviço de triagem é identificar os pacientes que devem ter prioridade no atendimento, ou seja, fazer com que os pacientes mais graves sejam atendidos primeiro. Além disso, na triagem é organizado o fluxo de atendimento nas unidades de saúde e são selecionados os meios adequados para o diagnóstico e o tratamento do problema de saúde apresentado (Mussi; Lopes, 2014).

A triagem baseia-se na classificação de risco, um processo dinâmico de identificação que leva em consideração o potencial de risco, os agravos à saúde ou o grau de sofrimento dos pacientes. O instrumento utilizado para efetuar a classificação de risco é a escala inglesa *Manchester Triage System*, a qual identifica critérios de gravidade que permitem, para cada paciente, a identificação de sua prioridade clínica e a definição do tempo recomendado até a observação médica. Essa escala é dividida em cinco categorias: atendimento imediato (nível 1), muito urgente (nível 2), urgente (nível 3), padrão (nível 4) e não urgente (nível 5) (Cooke; Jinks, 1999). Para cada nível há também um tempo limite para atendimento que varia de atendimento imediato (nível 1) a 240 minutos (nível 5) (Cooke; Jinks, 1999). A implantação da Escala de Manchester nas unidades de urgência e emergência possibilita a gestão de urgência, além de viabilizar uma melhor qualidade da assistência e resolubilidade dos casos (Minas Gerais, 2009).

Nas seções a seguir, abordaremos algumas situações de urgências e emergências clínicas: crise hipertensiva; dor torácica; insuficiência respiratória; dor abdominal; convulsões; acidente vascular cerebral (AVC); urgência e emergência cirúrgica – trauma.

6.5.1 Crise hipertensiva

A crise hipertensiva pode ser caracterizada como uma elevação da pressão arterial abrupta e inadequada, frequentemente sintomática, e com risco de deterioração aguda de órgãos-alvo. Essa situação pode envolver risco de morte imediato ou potencial se não tratada de forma adequada. Assim, a emergência hipertensiva indica níveis pressóricos elevados, com risco iminente de vida ou de deterioração de órgão-alvo, em que as medidas implementadas para o combate dos níveis de pressão elevados devem ser imediatas, em minutos ou poucas horas, com o uso de medicação de ação rápida e por via parenteral. O quadro é caracterizado por pressão arterial muito elevada em pacientes com hipertensão crônica ou menos elevada em pacientes com doença aguda, como nos casos de eclâmpsia, glomerulonefrite aguda (inflamação dos glomérulos renais) e uso de drogas ilícitas, como cocaína (Barduco; Garcia, 2009; Espírito Santo, 2017).

Emergências hipertensivas podem ocasionar AVC, edema pulmonar agudo, síndromes isquêmicas miocárdicas agudas e dissecção de aorta. O uso de betabloqueadores e de nitroglicerina por via endovenosa é indicado. A urgência hipertensiva ocorre quando há risco remoto de deterioração de órgão-alvo ou de vida; nesse caso, a redução da pressão arterial pode ser feita de forma mais lenta, em até 24 horas, e geralmente os medicamentos administrados podem ser por via oral (Barduco; Garcia, 2009; Espírito Santo, 2017).

Ainda há situações de pseudocrise hipertensiva, caracterizadas pela elevação acentuada da pressão arterial, desencadeada, na maioria das vezes, pelo abandono do tratamento, por medicamentos, dor, desconforto e ansiedade. Nessa situação, os profissionais devem definir se os pacientes estão apresentando ou não quadro verdadeiramente relacionado com o aumento dos níveis pressóricos, por meio da anamnese e do exame físico.

O tratamento proposto é a redução inicial da pressão arterial, a qual não deve ultrapassar 20% a 25% dos níveis da pressão arterial média. Um critério prático e seguro é não reduzir de imediato a pressão arterial diastólica a níveis inferiores a 100 mmHg. Nas emergências hipertensivas, devem ser usadas drogas injetáveis, com administração por bomba de infusão contínua e, nas urgências, drogas de uso oral ou, dependendo da situação, medicação injetável.

A monitorização da pressão arterial deve ser realizada de forma rigorosa – na primeira hora, a cada 15 minutos e, na segunda hora, a cada 30 minutos –, com o objetivo de detectar sintomas ou sinais de hipofluxo cerebral ou coronariano, sendo necessário interromper a infusão de anti-hipertensivo por via endovenosa se a pressão arterial média estiver menor que 70 mm/Hg (Mano; Pierin, 2013).

6.5.2 Dor torácica

A dor torácica é um dos sintomas mais frequentes de pacientes que procuram o serviço de emergência, sendo considerada uma situação clínica inicial de risco que, se tratada de forma adequada em seu início, pode ser revertida, permitindo uma sobrevida. Imaginemos que um paciente entrou no serviço de urgência referindo dor torácica e, após 30 minutos, foi diagnosticado com infarto agudo do miocárdio. Se o fluxo sanguíneo coronariano for restabelecido de imediato, preserva-se a função sistólica, porém, se a dor desse paciente for diagnosticada de forma inadequada, aumentando o tempo para o início do tratamento (como no caso de origem musculoesquelética ou secundária a alguma condição gastroesofágica), lesões cardíacas graves e irreversíveis podem se instalar e a condição de saúde do paciente pode ser comprometida. A dor torácica deve ser devidamente avaliada e diagnosticada. Um paciente que procura uma unidade de emergência com dor torácica não deve ter alta sem um diagnóstico (Janin; Hess, 2002).

O enfermeiro deve iniciar a avaliação realizando o exame físico e a anamnese, instrumento de extrema importância para o diagnóstico. O quadro a seguir descreve os sinais e sintomas que devem ser investigados durante essa avaliação.

Quadro 6.1 – Abordagem inicial da pessoa com dor torácica

Sinais e sintomas que devem ser pesquisados durante a avaliação inicial ao paciente com dor torácica	
Forma	Descrição como aperto, opressão, peso, queimação e sensação de mal-estar. Pontada e fisgada não são típicas, porém, não devem ser excluídas.
Localização	A dor isquêmica cardíaca é geralmente indicada com a mão esfregando o peito, ou com o punho fechado, normalmente na região do precórdio ou epigastro.
Irradiação	Os locais de radiação da dor vão desde a região supraumbilical até a mandíbula, incluindo a região cervical, ombros e membros superiores, sendo mais comum o membro superior esquerdo, às vezes acompanhada por parestesia, mas pode migrar para qualquer localização do tórax, mesmo à direita, região epigástrica e dorso.
Fatores precipitantes de piora e de alívio	Deve-se avaliar a relação da dor com situações de estresse físico e emocional, embora a dor envolvida nas síndromes coronárias agudas normalmente se inicie em repouso. A presença de fatores precipitantes de piora relacionados à inspiração profunda, à posição no leito. A dor típica normalmente tem alívio com o repouso e com o uso de nitrato de ação rápida, ressaltamos que a dor envolvida no espasmo esofágico também pode apresentar melhora com o uso de nitrato.

(continua)

(Quadro 6.1 – conclusão)

Sinais e sintomas que devem ser pesquisados durante a avaliação inicial ao paciente com dor torácica	
Duração	O tempo de duração é variável, com apresentação intermitente superior a 2 minutos e inferior a 20 minutos. A dor prolongada (superior a 30 minutos) tem maior associação ao IAM [infarto agudo do miocárdio] com supradesnivelamento do segmento ST [despolarização ventricular].

Fonte: Bagnatori et al., 2009, p. 304-308.

Nesse sentido, na abordagem inicial na sala de emergência, o enfermeiro deve:

- proceder à monitorização do ritmo cardíaco, da frequência cardíaca, da pressão arterial e da saturação de oxigênio;
- realizar a oxigenoterapia;
- garantir um acesso venoso calibroso;
- elaborar o diagnóstico de enfermagem, intervenções e resultados de enfermagem.

Vejamos um exemplo: o senhor P.J.F., de 57 anos, deu entrada na emergência com quadro de dor torácica intensa, referindo 10 pontos na escala verbal da dor em aperto, com irradiação para a mandíbula e a região dorsal, piora com esforço, melhora ao repouso, com duração de 10 minutos. Apresenta palidez cutânea e sudorese fria.

A SAE, diante do quadro do senhor P.J.F., é realizada do seguinte modo:

- **Diagnóstico de enfermagem** – Dor (torácica) relacionada com agressão biofisiológica secundária à diminuição de aporte de oxigênio ao miocárdio, evidenciada por dor intensa de 10 valores em aperto em região torácica, com irradiação para a mandíbula e a região dorsal, piora com esforço, melhora ao repouso, com duração de 10 minutos.

- **Intervenção de enfermagem** – Avaliar e registrar as características da dor torácica, como localização, duração, qualidade, intensidade, fatores precipitantes e de alívio, presença ou ausência de irradiação e sintomas associados. Avaliar a dor utilizando a escala verbal (paciente consciente), classificando o desconforto de 0 (ausência de dor) a 10 (dor insuportável). Verificar a pressão arterial e a frequência cardíaca em cada episódio de dor torácica. A pressão arterial e a frequência cardíaca podem aumentar por causa da estimulação simpática que resulta da dor. Fazer um eletrocardiograma (ECG) de 12 derivações, no episódio de dor torácica. Durante a angina, a isquemia revela-se habitualmente no ECG por infradesnivelamento do segmento ST e inversão da onda T (despolarização ventricular). Se a pressão sistólica estiver acima de 90 mm/Hg, administrar nitratos prescritos (nitroglicerina) por via endovenosa. No entanto, se ocorrer um quadro de hipotensão, suspender de imediato e comunicar o médico, além de monitorar efeitos colaterais da nitroglicerina, como cefaleia, hipotensão arterial, síncope, rubor facial e náuseas (Brasil, 2016).
- **Resultado esperado** – Melhora do quadro de dor torácica; reavaliar dentro de 15 minutos o quadro de dor torácica. Observação: se a dor torácica for causada por isquemia, pode haver diminuição do débito cardíaco e, por consequência, diminuição da pressão arterial; além disso, pode ocorrer arritmia cardíaca, como a bradirritmia (distúrbios do ritmo cardíaco caracterizados por redução da frequência cardíaca).

6.5.3 Dor abdominal

A dor abdominal é um sintoma frequente nas unidades de urgência e emergência que pode ser causado por doenças benignas, como diarreia ou dispepsia, mas também por quadros potencialmente graves e fatais (úlcera perfurada, ectópica rota ou trombose mesentérica) (Beraldo et al., 2014).

Esse sintoma divide-se em três grandes grupos (Beraldo et al., 2014):

1. **Dor visceral** – Está relacionada à inervação de fibras aferentes na parede de órgãos intra-abdominais, tanto de vísceras ocas como da cápsula de órgãos sólidos. Essas fibras não mielinizadas são estimuladas por estiramentos, distensão ou contração excessiva da musculatura lisa.
2. **Dor somática** – Resulta da irritação do peritônio parietal. Essas fibras são mielinizadas e transitam por locais específicos da medula óssea, traduzindo-se numa melhor correlação entre a dor e o segmento abdominal.
3. **Dor referida** – Resulta da sensação de dor em um local diferente de sua origem. Por exemplo: dor sentida no abdome, sendo sua origem extra-abdominal, por infarto agudo do miocárdio de parede inferior ou pneumonia em bases pulmonares.

Uma história clínica detalhada e o exame físico são essenciais para a definição do diagnóstico de uma dor abdominal.

O profissional deve reconhecer as características da dor (Beraldo et al., 2014):

- **Início da dor** – Início súbito de dor abdominal indica causa cirúrgica, como dissecção ou ruptura de aorta, perfusão de vísceras, torção ou ruptura de cisto de ovário.

- **Progressão da dor** – Deve-se perguntar se a dor é constante ou intermitente e se ela está aumentando em intensidade ou não. Achados clínicos: a dor constante, que piora progressivamente, deve apontar para um processo inflamatório (apendicite, salpingite, diverticulite).
- **Localização** – Deve-se solicitar a descrição exata, pelo paciente, das regiões do abdome.
- **Características e intensidade** – Dor difusa direciona para uma dor visceral; dor intermitente em cólica, com piora progressiva, aponta para obstrução intestinal; dor abdominal intensa com irradiação para o dorso indica dissecção de aorta.
- **Fatores de alívio ou piora** – Por exemplo, a dor piora ao exercício físico, alivia ao vômito ou de acordo com a posição.
- **Sintomas associados** – Febre, diarreia, constipação, hemorragia digestiva, hematúria e sintomas urinários podem estar associados à dor abdominal.
- **História patológica prévia** – Presença de doenças cardiovasculares, fibrilação atrial ou valvulopatia podem indicar embolia em vasos abdominais.
- **História social** – Uso de drogas ilícitas e abuso de álcool devem ser questionados, assim como trauma abdominal recente, viagens, exposição a chumbo etc.

As avaliações devem ser executadas pelo enfermeiro de forma minuciosa.

6.5.4 Insuficiência respiratória

A insuficiência respiratória aguda (IRA) é descrita "como a condição clínica na qual o sistema respiratório não consegue manter os valores da pressão arterial de oxigênio (PaO_2) e/ou da pressão arterial de gás carbônico (PaCO$_2$) dentro dos limites da normalidade" (Pádua; Alvares; Martinez, 2003, p. 205), evoluindo para hipoxemia (baixas concentrações de oxigênio no sangue), com ou sem hipercapnia (alta concentração de dióxido de carbono no sangue), e pode ser classificada em dois tipos. A insuficiência respiratória tipo I (insuficiência respiratória hipoxemia aguda) é a condição na qual a PaO$_2$ é baixa e a PaCO$_2$ é normal ou baixa. Na insuficiência respiratória tipo II (insuficiência ventilatória), a PaO$_2$ também é baixa e a PaCO$_2$ é alta (Pádua; Alvares; Martinez, 2003; Souza, 2014).

Quadro 6.2 – Manifestações clínicas

	Hipoxemia	Hipercapnia
Sistema nervoso central	Inquietação, agitação, irritabilidade, confusão, perda de memória, distúrbio do sono	Cefaleia, náuseas, diminuição do nível de consciência, edema papilar, confusão e convulsões
Cardiovascular	Taquicardia, hipertensão sistólica, disritmia, palpitações, dor torácica	O mesmo que a hipoxemia, rubor da pele
Pulmonar	Taquipneia, hiperventilação, dispneia, falta de ar, ascite, edema, distensão das veias do pescoço, retração intercostal	O mesmo que a hipoxemia
Renal	Policitemia, hipertensão, edema	Diminuição do débito urinário, hipocloremia, edema
Gastrointestinal	Diminuição dos ruídos intestinais, anorexia, náuseas, vômitos, obstipação, hemorragia	O mesmo que a hipoxemia
Pele	Cianose, palidez, diminuição do preenchimento capilar	Ruborizada, viscosa

Fonte: Elaborado com base em Urden; Stacy; Lough, 2008.

As intervenções de enfermagem direcionadas a uma pessoa com insuficiência respiratória na sala de emergência visam à: 1) otimização da ventilação, identificação rápida de deterioração respiratória, dessaturação de oxigênio, alteração do sistema nervoso; 2) garantia de conforto e suporte emocional e da vigilância das complicações, como encefalopatia anóxica isquêmica, resultado de hipoxemia, hipercapnia e acidose, tromboembolismo resultante da imobilidade, arritmia cardíaca, causada pelo quadro de hipoxemia, desequilíbrio eletrolítico, administração de agonista beta 2 (broncodilatador) (Urden, Stacy; Lough, 2008).

6.5.5 Crise convulsiva

A crise convulsiva é caracterizada por episódio breve de atividade elétrica cerebral anormal, o que ocasiona contrações espasmódicas dos músculos. A epilepsia é um padrão recorrente de crises convulsivas.

As causas dos distúrbios convulsivos incluem febre alta, desequilíbrios eletrolíticos, uremia, hipoglicemia, hipóxia, tumor cerebral e abstinência de drogas.

Tipos de crises convulsivas

Crises convulsivas parciais ou focais apresentam sintomas motores acompanhados por movimentos abruptos descontrolados de uma parte do corpo e podem vir acompanhadas por alucinações visuais, auditivas e olfatórias, palavras incompreensíveis e uso de palavras sem sentido (Timby; Smith, 2005).

Em crises convulsivas tônico-clônicas, na fase tônica, os músculos se contraem rigidamente, enquanto na fase clônica os músculos alternam entre a contração e o relaxamento, resultando em movimentos bruscos dos membros superiores e inferiores. Nesse tipo de crise convulsiva ocorre cianose periférica e central, e a saliva se mistura com o ar, havendo, por isso, produção de espuma na boca. A incontinência urinária e fecal é comum (Timby; Smith, 2005).

As intervenções diante de uma crise convulsiva são as seguintes (Timby; Smith, 2005):

- utilizar um protetor de cabeça almofadado por causa do risco de lesão cranioencefálica;
- proteger o paciente no início da crise convulsiva, auxiliando-o enquanto ele se encontra no chão ou removendo objetos para longe dele;
- afrouxar a roupa na altura do pescoço e remover roupas justas que comprometam a respiração do paciente;
- não realizar contenção mecânica em paciente em crise convulsiva, em virtude do risco de lesões (por exemplo, fraturas);
- visualizar a região oral e abrir as vias aéreas por meio da aplicação da cânula de Guedel;
- realizar a oxigenoterapia com o uso de máscara de alto fluxo;
- administrar medicação anticonvulsivante;
- após a crise convulsiva, inspecionar a cavidade oral a fim de verificar se há alguma lesão na boca.

6.5.6 Acidente vascular cerebral

O acidente vascular cerebral (AVC) é caracterizado por déficit neurológico agudo que persiste por mais de 24 horas e é causado pela interrupção do fluxo sanguíneo para o encéfalo, sendo classificado em dois tipos: isquêmico e hemorrágico (Urden; Stacy; Lough, 2008).

O **acidente vascularcerebral isquêmico** ocorre quando um vaso sanguíneo que irriga o cérebro é ocluído. Dados estáticos revelam que 80% de todos os AVCs são isquêmicos. Os AVCs isquêmicos são subdivididos em trombóticos e embólicos (Urden; Stacy; Lough, 2008).

O intervalo entre o evento isquêmico e o aparecimento dos sintomas depende diretamente da velocidade da ocorrência da oclusão. O tempo de sofrimento e a quantidade de circulação colateral são fatores que determinam o tamanho da área isquêmica, pois ao redor da área encefálica infartada existe uma zona de penumbra com hipofluxo, cuja viabilidade depende de uma adequada perfusão arterial dessa área durante a fase aguda do AVC. Entre os sinais e sintomas estão: hemiplegia (ausência da força motora em um dos lados do corpo); hemiparesia (paralisia cerebral de um lado do corpo); hemianestesia (insensibilidade de um lado do corpo) colateral à lesão, podendo haver desvio do olhar conjugado para o lado da lesão; e afasia (Peterlini; Sartori; Fonseca; 2014).

O **acidente vascular cerebral hemorrágico** consiste na ruptura de um vaso cerebral e classifica-se em hemorragia subaracnóidea e hemorragia intracerebral (Urden; Stacy; Lough, 2008).

Tratamento na fase aguda do AVC

O tratamento do paciente que se encontra na fase aguda do AVC se concentra no controle dos parâmetros da fase aguda, no tratamento e na prevenção de complicações sistêmicas e neurológicas.

É importante que o profissional estabeleça prioridades diante de um paciente com quadro de AVC: 1) realizar oxigenação sanguínea e perfusão tecidual adequadas, garantindo permeabilidade das vias aéreas, ventilação e circulação, além de suplementação de O_2, em casos de saturação abaixo de 92%, e intubação orotraqueal, em situação de risco de broncoaspiração; 2) realizar acesso venoso periférico; 3) avaliar sinais de rebaixamento de nível de consciência, Escala de Coma de Glasgow 8 ou valores menores de 8, garantindo o aporte de glicose, a fim de manter a glicemia entre 80 e 140 mg/dl, bem como corrigir o quadro de hipertermia e monitorar o ritmo cardíaco e a pressão arterial (Peterlini; Sartori; Fonseca, 2014).

6.5.7 Trauma

O trauma é definido como lesão de extensão, intensidade e gravidade variáveis, que pode ser produzida por agentes diversos (físicos, químicos e/ou elétricos), de forma acidental ou intencional. O conhecimento da forma como ocorreu o evento traumático auxilia na identificação e no tratamento precoce de lesões, que podem não ser aparentes na avaliação inicial. As lesões não percebidas podem ser graves, especialmente quando se tornam aparentes, porque traduzem que o organismo esgotou os mecanismos compensatórios (Urden; Stacy; Lough, 2008).

O atendimento à vítima de trauma no serviço de urgência inicia-se com a avaliação primária, em que são descobertas e tratadas as situações que ameaçam a vida. Os cinco passos da avaliação primária são os seguintes (ACS, 2008):

4. A (*Airway*) – via aérea com proteção da coluna cervical;
5. B (*Breathing*) – ventilação e respiração;
6. C (*Circulation*) – circulação com controle da hemorragia;
7. D (*Disability*) – disfunção neurológica, estado neurológico;
8. E (*Exposure*) – exposição e controle do ambiente (despir completamente a pessoa, evitando, porém, a hipotermia).

A hemorragia deve ser identificada e tratada imediatamente, uma vez que há risco de choque. Deve-se, então, iniciar uma vigorosa reposição endovenosa de líquidos. Para isso, deve ser inserido um cateter intravenoso periférico de grande calibre (14 e 16) ou um cateter venoso central. No início da colocação das linhas endovenosas, devem ser colhidas amostras de sangue. É necessário iniciar rapidamente a terapêutica intravenosa por meio da administração de hemoderivados, respeitando-se sempre as normas de transfusão sanguínea (Urden; Stacy; Lough, 2008).

São necessárias, ainda, a monitorização eletrocardiográfica, a inserção de cateter urinário e gástrico, bem como a monitorização de outros parâmetros, como frequência respiratória, níveis arteriais de gases, oximetria de pulso e pressão sanguínea, além de exames radiológicos e outros estudos diagnósticos (ACS, 2008).

Para saber mais

Neste capítulo, examinamos conteúdos essenciais para a atuação do enfermeiro. Para saber mais sobre esses temas, sugerimos acessar os *links* indicados a seguir.

AHA – American Heart Association. Disponível em: <https://www.heart.org>. Acesso em: 10 out. 2023.

ANVISA – Agência Nacional De Vigilância Sanitária. **Implantação do Núcleo de Segurança do Paciente em Serviços de Saúde.** Brasília, 2016. (Série Segurança do Paciente e Qualidade em Serviços de Saúde). Disponível em: <https://portaldeboaspraticas.iff.fiocruz.br/biblioteca/implantacao-do-nucleo-de-seguranca-do-paciente-em-servicos-de-saude>. Acesso em: 10 out. 2023.

Síntese

Neste capítulo, indicamos como realizar a avaliação primária do Suporte Básico de Vida (SBV) e a sequência de atendimento da reanimação cardiopulmonar (RCP). Também tratamos do atendimento em situações de urgência e emergência, mostramos as diferentes áreas da atuação em cuidados intensivos e abordamos o gerenciamento de riscos relacionados à assistência.

Questões para revisão

1. Quais são os sinais de parada cardiorrespiratória (PCR)?
   a) Apneia, ausência de pulso radial e midríase.
   b) Inconsciência, respiração agônica ou apneia e ausência de pulso carotídeo.
   c) A pessoa não responde e apresenta dificuldade respiratória.
   d) Inconsciência, apneia e ausência de pulso femural.
   e) Dificuldade respiratória, dor no peito e tremor.

2. Assinale a alternativa que apresenta a sequência correta do atendimento inicial na parada cardiorrespiratória (PCR):
   a) Verificar nível de consciência; checar pulso e respiração por, no máximo, 10 segundos; se ausente, chamar ajuda; iniciar as compressões torácicas; verificar o ritmo e aplicar o choque.
   b) Verificar pulso por 15 a 20 segundos; se ausente, iniciar as compressões torácicas; aplicar o choque após cinco ciclos.
   c) Verificar nível de consciência; pedir ajuda; checar pulso e respiração simultaneamente por 5 a 10 segundos; se ausente, iniciar compressões torácicas e intercalar com ventilações.

d) Verificar nível de consciência; pedir ajuda; checar pulso e respiração simultaneamente por 5 a 10 segundos; se ausente, iniciar ventilações e intercalar com compressões torácicas.

e) Pedir ajuda e iniciar as compressões torácicas simultaneamente com a ventilação.

3. De acordo com o Suporte Básico de Vida (SBV), após a desfibrilação, o socorrista deve:

    a) realizar cinco ciclos de reanimação cardiopulmonar (RCP) imediatamente após o choque, iniciando com compressões torácicas, e avaliar o ritmo cardíaco.

    b) realizar cinco ciclos de RCP imediatamente após o choque, iniciando com duas ventilações, e verificar o ritmo cardíaco.

    c) verificar o ritmo cardíaco imediatamente após o choque e, caso seja necessário, aplicar outro choque.

    d) verificar nível de consciência, pulso carotídeo e presença de respiração imediatamente após o choque e, caso seja necessário, realizar RCP, iniciando pelas compressões.

    e) realizar cinco ciclos de RCP imediatamente após o choque, iniciando com duas ventilações, e verificar o ritmo cardíaco.

4. O gerenciamento de riscos objetiva promover e apoiar as medidas de segurança do paciente nas instituições de saúde. Quais são as etapas do gerenciamento de riscos?

5. A dor torácica é uma situação de emergência clínica que deve ser considerada prioridade nos serviços de emergência. Quais sinais e sintomas devem ser pesquisados durante a avaliação do paciente com dor torácica?

Questões para reflexão

1. No final de um dia de estudos, você foi ao *shopping* com sua família e, ao chegar ao andar principal, verificou uma aglomeração de pessoas fora do normal. Ao se aproximar, encontrou um senhor desacordado no chão acompanhado de sua esposa, também idosa, que estava muito nervosa, mas relatou que ele tinha problemas cardíacos. Ao constatar essa situação, quais condutas um profissional de saúde teria?

2. Um paciente masculino de 54 anos de idade, obeso, sedentário e fumante é internado na Unidade de Terapia Intensiva (UTI) para investigação de dor aguda no peito. O cliente se encontra inquieto e dispneico, relata que está com sensação de que vai morrer, apresenta pele fria e sudorese abundante, cianose periférica, oligúria e pulso filiforme; na ausculta pulmonar, percebem-se estertores (ruído adventício). De que forma o enfermeiro pode atuar no atendimento desse paciente?

Considerações finais

Considerando o papel relevante da enfermagem no que se refere às orientações e aos cuidados aos pacientes críticos e que estão em centro cirúrgico (CC), esta obra teve como objetivo apresentar os aspectos mais importantes da assistência de enfermagem a esses pacientes.

Para isso, foram elencados temas pertinentes a essa área, a fim de examinar questões técnicas e possibilitar a aquisição de conhecimentos acerca das orientações e dos cuidados aos pacientes críticos e em CC.

Primeiramente, tratamos de um dos setores mais importantes nos serviços de saúde: o Centro de Material e Esterilização (CME). Esse setor tem ligação direta com a qualidade da assistência ao paciente. Assim, entre outros aspectos, apresentamos as legislações sobre o assunto, além de questões relacionadas aos cuidados referentes aos resíduos gerados no processo.

Também abordamos os cuidados aos pacientes no pré-operatório, que se inicia no momento em que o médico se decide pela operação e termina quando o paciente entra na sala de cirurgia. Um dos cuidados mais importantes é o apoio ao paciente e aos familiares, esclarecendo-se as etapas do procedimento que será feito e tirando-se possíveis dúvidas que surjam sobre o processo. Tendo em vista que o CC é um ambiente estranho ao paciente, a falta de esclarecimento sobre o processo pode gerar ansiedade e temor, o que prejudica a etapa do perioperatório. O profissional responsável por esses cuidados deve ter conhecimento clínico, além de realizar uma boa anamnese e um detalhado exame físico, considerando as comorbidades do paciente, bem como o tipo de cirurgia e a anestesia que será utilizada.

Tratamos ainda da assistência ao paciente no período intraoperatório, que se refere à cirurgia propriamente dita. O intraoperatório começa quando o paciente é transferido para a mesa cirúrgica e termina com a saída deste da sala de cirurgia. Examinamos a questão dos tempos cirúrgicos pelos quais o paciente passa durante o procedimento cirúrgico, quais sejam: a diérese, a hemostasia, a exérese e a síntese. No decorrer dessas fases, a enfermagem confere a situação da sala operatória e a circulação no ambiente, realiza a montagem da sala operatória, protege o paciente, conferindo suas necessidades, monitora as atividades dos componentes da equipe e realiza a instrumentação. A equipe de enfermagem, na realização desse processo, deve ter conhecimentos específicos sobre todos os procedimentos que devem ser efetuados durante essa fase.

Abordamos, na sequência, a assistência ao paciente no período pós-operatório, que se inicia no momento em que o paciente sai da sala cirúrgica e finaliza com a alta da sala de recuperação pós-anestésica (SRPA). A equipe multiprofissional, nessa fase, deve oferecer suporte aos pacientes que necessitem de observação contínua e de cuidados de maior especificidade, compreendendo todos os aspectos do cuidado integrado ao paciente, assim como as principais características do período pós-operatório. É necessário que toda a equipe de enfermagem seja treinada e preparada para responder rapidamente a quaisquer intercorrências que possam surgir nessa etapa.

Ainda, versamos sobre a gestão do cuidado ao paciente em CC, que abrange os aspectos bioéticos no cuidado ao paciente e sua família, os modelos de assistência de enfermagem perioperatória, a organização da assistência de enfermagem perioperatória e os elementos para o correto registro de enfermagem acerca do paciente em CC. Também enfocamos os elementos que fortalecem e os fatores que prejudicam a saúde dos profissionais que atuam em CC, uma vez que estão na linha de frente da prestação de serviços e constituem a maior parte da força de trabalho na área da saúde, sendo essenciais em todos os setores hospitalares.

Por fim, examinamos o papel do enfermeiro na atenção ao paciente crítico, que abarca a gestão de riscos, as ferramentas utilizadas para análise de evento adverso, a identificação de condições clínicas em pacientes na unidade de urgência e emergência e o protocolo de reanimação cardiopulmonar (RCP). Procuramos promover a aquisição do conhecimento científico necessário para uma prática segura livre de danos adversos ou agravos à saúde do indivíduo.

O estudo é linear e contínuo ao longo da vida profissional. Assim, a busca por evidências científicas e publicações de autores reconhecidos ou especialistas é essencial para o exercício e a qualificação profissional. Nesse sentido, a obra reuniu as últimas evidências relacionadas aos conteúdos abordados.

Esperamos ter contribuído para a aprendizagem de estudantes e profissionais da área e almejamos que os conhecimentos adquiridos com a leitura desta obra assegurem uma assistência de qualidade nas unidades de saúde tanto para o indivíduo quanto para a família e toda a comunidade.

Lista de siglas

ACE – Atendimento cardiovascular de emergência
ACR – Análise de causa raiz
AHA – American Heart Association
Ambu – Artificial Manual Breathing Unit (Unidade Manual de Respiração Artificial)
Anvisa – Agência Nacional de Vigilância Sanitária
AVC – Acidente vascular cerebral
CC – Centro cirúrgico
CCIH – Comissão de Controle de Infecção Hospitalar
Cepe – Código de Ética dos Profissionais de Enfermagem
CFM – Conselho Federal de Medicina
CME – Centro de Material e Esterilização
Cofen – Conselho Federal de Enfermagem
Conama – Conselho Nacional do Meio Ambiente
Coren – Conselho Regional de Enfermagem
CPPS – Comitê de Processamento de Produtos para Saúde
DEA – Desfibrilador externo automático
DML – Depósito de material de limpeza
EAS – Estabelecimentos de Assistência à Saúde/Estabelecimentos Assistenciais de Saúde
ECG – Eletrocardiograma
EPI – Equipamento de proteção individual
EPS – Educação Permanente em Saúde
GPPH – Gás plasma de peróxido de hidrogênio
HGT – Hemoglicoteste
IRA – Insuficiência respiratória aguda

JCI – Joint Commission International
MCR – Micobactéria de crescimento rápido
Notivisa – Sistema de Notificações para a Vigilância Sanitária
NSP – Núcleo de Segurança do Paciente
OMS – Organização Mundial da Saúde
PCR – Parada cardiorrespiratória
PCREH – Parada cardiorrespiratória não traumática extra-hospitalar
PCRIH – Parada cardiorrespiratória intra-hospitalar
PE – Processo de enfermagem
PGRSS – Plano de Gerenciamento de Resíduos de Serviços de Saúde
PNSP – Programa Nacional de Segurança do Paciente
POP – Procedimento Operacional Padrão
PPS – Produtos para saúde
RCP – Reanimação cardiopulmonar
RDC – Resolução da Diretoria Colegiada
RSS – Resíduos de Serviços de Saúde
SAE – Sistematização da Assistência de Enfermagem
Saep – Sistematização da Assistência de Enfermagem Perioperatória
SBV – Suporte Básico de Vida
Sinir – Sistema Nacional de Informações sobre a Gestão dos Resíduos Sólidos
SME – Serviço médico de emergência
Sobecc – Associação Brasileira de Enfermeiros de Centro Cirúrgico, Recuperação Anestésica e Centro de Material e Esterilização
SRPA – Sala de recuperação pós-anestésica
SUS – Sistema Único de Saúde
UTI – Unidade de Terapia Intensiva
VBTF – Vapor à baixa temperatura e formaldeído

Referências

ACS – American College of Surgeons. Committee on Trauma. **ATLS – Advanced Trauma Life Support for Doctors**. 8. ed. Chicago, 2008.ADAMY, E. K.; TOSATTI, M. Sistematização da assistência de enfermagem no período perioperatório: visão da equipe de enfermagem. **Revista de Enfermagem da UFSM**, v. 2, n. 2, p. 300-310, maio/ago. 2012. Disponível em: <https://periodicos.ufsm.br/reufsm/article/view/5054>. Acesso em: 20 jan. 2024.

AHA – American Heart Association. **Destaques das Diretrizes de RCP e ACE de 2020 da American Heart Association**. 2020. Disponível em: <https://cpr.heart.org/-/media/CPR-Files/CPR-Guidelines-Files/Highlights/Hghlghts_2020ECCGuidelines_Portuguese.pdf>. Acesso em: 22 maio 2023.

AHA – American Heart Association. **History of the American Heart Association**. Disponível em: <https://www.heart.org/en/about-us/history-of-the-american-heart-association>. Acesso em: 20 jan. 2024.

ALDRETE, J. A. The Post-Anesthesia Recovery Score Revisited. **Journal of Clinical Anesthesia**, v. 7, n. 1, p. 89-91, Feb. 1995.

ALI, S. Z.; TAGUCHI, A.; ROSENBERG, H. Malignant Hyperthermia. **Journal Best Practice & Research Clinical Anaesthesiology**, v. 17, n. 4, p. 519-533, Dec. 2003.

ALPENDRE, F. T. et al. Cirurgia segura: validação de checklist pré e pós-operatório. **Revista Latino-Americana de Enfermagem**, v. 25, p. 1-9, 2017. Disponível em: <https://www.scielo.br/j/rlae/a/jSgwyyQJpGvyYvV8VmWVKws/?lang=pt&format=pdf>. Acesso em: 30 abr. 2023.

AMORIM, R. F. et al. Análise dos registros da assistência de enfermagem na sala de recuperação pós-anestésica. **Revista Nursing**, v. 24, n. 279, p. 6101-6107, 2021. Disponível em: <https://www.revistanursing.com.br/index.php/revistanursing/article/view/1545/1974>. Acesso em: 20 jan. 2024.

ANVISA – Agência Nacional de Vigilância Sanitária. **Bibliotecas temáticas**. Disponível em: <https://www.gov.br/anvisa/pt-br/assuntos/regulamentacao/legislacao/bibliotecas-tematicas>. Acesso em: 18 maio 2023a.

ANVISA – Agência Nacional de Vigilância Sanitária. **Boletim Segurança do Paciente e Qualidade em Serviços de Saúde n. 19 GVIMS/GGTES/Anvisa**: notificações de casos de micobactéria de crescimento rápido (MCR) – atualizado: dados de 1998 a 31 de janeiro de 2023. Disponível em: <https://app.powerbi.com/view?r=eyJrIjoiNmYwYjIzZTAtZGJkZC00YTUyLThiMjAtNjE5MmYzNjcxYzgxIiwidCI6ImI2N2FmMjNmLWMzZjMtNGQzNS04MGM3LWI3MDg1ZjVlZGQ4MSJ9>. Acesso em: 18 maio 2023b.

ANVISA – Agência Nacional de Vigilância Sanitária. **Conceitos e definições**. 3 mar. 2023c. Disponível em: <https://www.gov.br/anvisa/pt-br/acessoainformacao/perguntasfrequentes/produtosparasaude/conceitos-e-definicoes#:~:text=Produto%20para%20a%20sa%C3%BAde%20s%C3%A3o,realizar%20sua%20principal%20fun%C3%A7%C3%A3o%20em>. Acesso em: 18 maio 2023.

ANVISA – Agência Nacional De Vigilância Sanitária. **Gestão de Riscos e Investigação de Eventos Adversos Relacionados à Assistência à Saúde**. Brasília, 2017. (Série Segurança do Paciente e Qualidade em Serviços de Saúde). Disponível em: <https://www.gov.br/anvisa/pt-br/centraisdeconteudo/publicacoes/servicosdesaude/publicacoes/caderno-7-gestao-de-riscos-e-investigacao-de-eventos-adversos-relacionados-a-assistencia-a-saude.pdf/view>. Acesso em: 30 out. 2023.

ANVISA – Agência Nacional De Vigilância Sanitária. **Implantação do Núcleo de Segurança do Paciente em Serviços de Saúde**. Brasília, 2016. (Série Segurança do Paciente e Qualidade em Serviços de Saúde). Disponível em: <https://portaldeboaspraticas.iff.fiocruz.br/biblioteca/implantacao-do-nucleo-de-seguranca-do-paciente-em-servicos-de-saude>. Acesso em: 10 out. 2023.

ANVISA – Agência Nacional de Vigilância Sanitária. **Módulo 2**: Protocolos de Segurança do Paciente I – Unidade 4: Processamento de produtos para saúde. Brasília, 2018. Disponível em: <https://repositorio.enap.gov.br/bitstream/1/6383/7/Unidade 4–Processamento de Produtos para Saúde.pdf>. Acesso em: 30 jul. 2023.

ANVISA – Agência Nacional De Vigilância Sanitária. **Nota Técnica GVMS/GGTES/ANVISA n. 05/2019**: Orientações gerais para a notificação de eventos adversos relacionados à assistência à saúde. Brasília, 25 jul. 2019. Disponível em: <https://www.gov.br/anvisa/pt-br/centraisdeconteudo/publicacoes/servicosdesaude/notas-tecnicas/notas-tecnicas-vigentes/nota-tecnica-n-05-2019-gvims-ggtes-anvisa.pdf>. Acesso em: 10 out. 2023.

AQUINO, A. **Dispositivo de feedback**: como auxilia a monitorar a qualidade da RCP. 31 mar. 2020. Disponível em: <https://cmosdrake.com.br/blog/dispositivo-de-feedback/>. Acesso em: 25 jan. 2024.

ARAUJO, A. S. **Clima organizacional e manejo de resíduos dos serviços de saúde na Central de Materiais Esterilizados do Hospital de Base do Distrito Federal**. 107 f. Trabalho de Conclusão de Curso (Bacharelado em Gestão Ambiental) – Universidade de Brasília, Planaltina, 2019. Disponível em: <https://bdm.unb.br/handle/10483/26071>. Acesso em: 20 jan. 2024.

ARAÚJO, I. A. et al. Conflitos ético-morais na assistência de enfermagem no período perioperatório. **Health Residencies Journal**, v. 3, n. 14, p. 890-911, 2022. Disponível em: <https://escsresidencias.emnuvens.com.br/hrj/article/view/317>. Acesso em: 20 jan. 2024.

AULER JUNIOR, J. O. C.; MIYOSHI, E. **Manual teórico de anestesiologia para o aluno de graduação**. São Paulo: Atheneu, 2004.

BAGNATORI, R. S. et al. Síndromes coronárias agudas. In: QUILICI, A. P. et al. (Ed.). **Enfermagem em cardiologia**. São Paulo: Atheneu, 2009. p. 304-308.

BARDUCO, M. S.; GARCIA, E. de A. Emergência hipertensiva. In: QUILICI, A. P. et al. (Ed.). **Enfermagem em cardiologia**. São Paulo: Atheneu, 2009. p. 341-357.

BARRETO NETO, A. C.; SILVA, K. V.; ARAÚJO, E. C. Importância da bioética na formação do enfermeiro para o atendimento do adolescente enfermo crônico. **Revista Mineira de Enfermagem**, Belo Horizonte, v. 11, n. 2, p. 205-209, abr./jun. 2007. Disponível em: <http://www.revenf.bvs.br/scielo.php?script=sci_arttext&pid=S1415-27622007000200016&lng=pt&xxlng=pt&nrm=iso&tlng=pt>. Acesso em: 20 jan. 2024.

BEDIN, E.; RIBEIRO, L. B. M.; BARRETO, R. A. S. S. Humanização da assistência de enfermagem em centro cirúrgico. **Revista Eletrônica de Enfermagem**, v. 7, n. 1, p. 118-127, 2005. Disponível: <https://revistas.ufg.br/fen/article/view/846/1019>. Acesso em: 25 jun. 2023.

BERALDO, F. B. et al. Atendimento gastrointestinal. In: PETERLINI, F. L.; SARTORI, M. R. de A.; FONSECA, A. da S. (Org.). **Emergências clínicas**. São Paulo: Martinari, 2014. p. 243-273.

BERNOCHE, C. et al. Atualização da Diretriz de ressuscitação cardiopulmonar e cuidados de emergência da Sociedade Brasileira de Cardiologia – 2019. **Arquivos Brasileiros de Cardiologia**, v. 113, n. 3, p. 449-663, 2019. Disponível em: <http://publicacoes.cardiol.br/portal/abc/portugues/2019/v11303/pdf/11303025.pdf>. Acesso em: 10 out. 2023.

BIANCHI, E. R. F.; CAREGNATO, R. C. A.; OLIVEIRA, R. de C. B. de. Modelos de assistência de enfermagem perioperatória. In: CARVALHO, R. de; BIANCHI, E. R. F. (Org.). **Enfermagem em centro cirúrgico e recuperação**. Barueri: Manole, 2007. p. 38-60.

BISINOTTO, F. M. B. et al. Queimaduras relacionadas à eletrocirurgia – relato de dois casos. **Brazilian Journal of Anesthesiology**, v. 67, n. 5, p. 527-534, set./out. 2017. Disponível em: <https://www.sciencedirect.com/science/article/pii/S0034709416300241>. Acesso em: 30 jul. 2023.

BORDIGNON, M.; MONTEIRO, M. I. Problemas de saúde entre profissionais de enfermagem e fatores relacionados. **Enfermería Global – Revista Electrónica Trimestral de Enfermería**, n. 51, p. 447-458, jul. 2018. Disponível em: <https://scielo.isciii.es/pdf/eg/v17n51/pt_1695-6141-eg-17-51-435.pdf>. Acesso em: 20 jan. 2024.

BOTHA, E.; GWIN, T.; PURPORA, C. The Effectiveness of Mindfulness Based Programs in Reducing Stress Experienced by Nurses in Adult Hospital Settings: a Systematic Review of Quantitative Evidence Protocol. **JBI Database of Systematic Reviews and Implementation Reports**, v. 13, n. 10, p. 21-29, Oct. 2015.

BRAGA, M. M. et al. Avaliação pré-operatória em anestesia pediátrica. **Revista Médica de Minas Gerais**, v. 27, n. 2, p. 26-37, 2017. Disponível em: <https://rmmg.org/artigo/detalhes/2045>. Acesso em: 20 jan. 2024.

BRASIL. Ministério da Saúde. Agência Nacional de Vigilância Sanitária. Resolução n. 2.605, de 11 de agosto de 2006. **Diário Oficial da União**, Brasília, DF, 21 ago. 2006a. Disponível em: <https://bvsms.saude.gov.br/bvs/saudelegis/anvisa/2006/res2605_11_08_2006.html>. Acesso em: 20 ago. 2023.

BRASIL. Ministério da Saúde. Agência Nacional de Vigilância Sanitária. Resolução n. 2.606, de 11 de agosto de 2006. **Diário Oficial da União**, Brasília, DF, 14 ago. 2006b. Disponível em: <https://bvsms.saude.gov.br/bvs/saudelegis/anvisa/2006/res2606_11_08_2006.html>. Acesso em: 20 ago. 2023.

BRASIL. Ministério da Saúde. Agência Nacional de Vigilância Sanitária. Resolução da Diretoria Colegiada n. 8, de 27 de fevereiro de 2009. Diário Oficial da União,Brasília, DF, 2 mar. 2009. Disponível em: <https://bvsms.saude.gov.br/bvs/saudelegis/anvisa/2009/res0008_27_02_2009.html>. Acesso em: 30 maio 2023.

BRASIL. Ministério da Saúde. Agência Nacional de Vigilância Sanitária. Resolução da Diretoria Colegiada n. 15, de 15 de março de 2012. **Diário Oficial da União**, Brasília, DF, 19 mar. 2012. Disponível em: <https://bvsms.saude.gov.br/bvs/saudelegis/anvisa/2012/rdc0015_15_03_2012.html>. Acesso em: 30 maio 2023.

BRASIL. Ministério da Saúde. Agência Nacional de Vigilância Sanitária. Resolução da Diretoria Colegiada n. 31, de 4 de julho de 2011. **Diário Oficial da União**, Brasília, DF, 7 jul. 2011a. Disponível em: <https://bvsms.saude.gov.br/bvs/saudelegis/anvisa/2011/rdc0031_04_07_2011.html>. Acesso em: 20 ago. 2023.

BRASIL. Ministério da Saúde. Agência Nacional de Vigilância Sanitária. Resolução da Diretoria Colegiada n. 35, de 16 de agosto de 2010. **Diário Oficial da União**, Brasília, DF, 18 ago. 2010. Disponível em: <https://bvsms.saude.gov.br/bvs/saudelegis/anvisa/2010/res0035_16_08_2010.html>. Acesso em: 20 ago. 2023.

BRASIL. Ministério da Saúde. Agência Nacional de Vigilância Sanitária. Resolução da Diretoria Colegiada n. 36, de 25 de julho de 2013. **Diário Oficial da União**, Brasília, 25 jul. 2013a. Disponível em: <https://bvsms.saude.gov.br/bvs/saudelegis/anvisa/2013/rdc0036_25_07_2013.pdf>. Acesso em: 30 out. 2023.

BRASIL. Ministério da Saúde. Agência Nacional de Vigilância Sanitária. Resolução da Diretoria Colegiada n. 50, de 21 de fevereiro de 2002. **Diário Oficial da União**, Brasília, DF, 18 nov. 2002. Disponível em: <https://bvsms.saude.gov.br/bvs/saudelegis/anvisa/2002/res0050_21_02_2002.html>. Acesso em: 30 maio 2023.

BRASIL. Ministério da Saúde. Agência Nacional de Vigilância Sanitária. Resolução da Diretoria Colegiada n. 63, de 25 de novembro de 2011. **Diário Oficial da União**, Brasília, DF, 28 nov. 2011b. Disponível em: <https://bvsms.saude.gov.br/bvs/saudelegis/anvisa/2011/rdc0063_25_11_2011.html>. Acesso em: 30 maio 2023.

BRASIL. Ministério da Saúde. Agência Nacional de Vigilância Sanitária. Resolução da Diretoria Colegiada n. 67, de 8 de outubro de 2007. **Diário Oficial da União**, Brasília, DF, 9 out. 2007. Disponível em: <https://bvsms.saude.gov.br/bvs/saudelegis/anvisa/2007/rdc0067_08_10_2007.html>. Acesso em: 30 maio 2023.

BRASIL. Ministério da Saúde. Agência Nacional de Vigilância Sanitária. Resolução da Diretoria Colegiada n. 156, de 11 de agosto de 2006. **Diário Oficial da União**, Brasília, DF, 14 ago. 2006c. Disponível em: <https://bvsms.saude.gov.br/bvs/saudelegis/anvisa/2006/res0156_11_08_2006.html>. Acesso em: 20 ago. 2023.

BRASIL. Ministério da Saúde. Agência Nacional de Vigilância Sanitária. Resolução da Diretoria Colegiada n. 185, de 22 de outubro de 2001. **Diário Oficial da União**, Brasília, DF, 6 nov. 2001a. Disponível em: <https://bvsms.saude.gov.br/bvs/saudelegis/anvisa/2001/rdc0185_22_10_2001.pdf>. Acesso em: 20 ago. 2023.

BRASIL. Ministério da Saúde. Agência Nacional de Vigilância Sanitária. Resolução da Diretoria Colegiada n. 222, de 28 de março de 2018. Brasília, DF, 29 mar. 2018a. Disponível em: <https://bvsms.saude.gov.br/bvs/saudelegis/anvisa/2018/rdc0222_28_03_2018.pdf>. Acesso em: 30 maio 2023.

BRASIL. Ministério da Saúde. Fundação Oswaldo Cruz. Agência Nacional de Vigilância Sanitária. **Documento de referência para o Programa Nacional de Segurança do Paciente**. Brasília, 2014. Disponível em: <https://bvsms.saude.gov.br/bvs/publicacoes/documento_referencia_programa_nacional_seguranca.pdf>. Acesso em: 15 ago. 2023.

BRASIL. Ministério da Saúde. Ministério do Trabalho e Emprego. Portaria Interministerial n. 482, de 16 de abril de 1999. Diário Oficial da União,Brasília, DF, 19 abr. 1999. Disponível em: <https://www.saude.mg.gov.br/index.php?option=com_gmg&controller=document&id=547>. Acesso em: 30 abr. 2023.

BRASIL. Ministério da Saúde. Portaria n. 529, de 1º de abril de 2013. **Diário Oficial da União**, Brasília, DF,2 abr. 2013b. Disponível em: <https://bvsms.saude.gov.br/bvs/saudelegis/gm/2013/prt0529_01_04_2013.html>. Acesso em: 30 jul. 2023.

BRASIL. Ministério da Saúde. Secretaria de Assistência à Saúde. Coordenação-Geral das Unidades Hospitalares Próprias do Rio de Janeiro. **Orientações gerais para Central de Esterilização**. Brasília, 2001b. (Série A. Normas e Manuais Técnicos, n. 108). Disponível em: <https://bvsms.saude.gov.br/bvs/publicacoes/orientacoes_gerais_central_esterilizacao_p1.pdf>. Acesso em: 30 jul. 2023.

BRASIL. Ministério da Saúde. Secretaria de Atenção à Saúde. **Protocolos de Intervenção para o SAMU 192 – Serviço de Atendimento Móvel de Urgência**. 2. ed. Brasília, 2016. Disponível em: <https://www.gov.br/saude/pt-br/assuntos/saude-de-a-a-z/s/samu-192/publicacoes-samu-192/protocolo-de-suporte-avancado-de-vida-1.pdf/view>. Acesso em: 20 jan. 2024.

BRASIL. Ministério da Saúde. Secretaria de Gestão do Trabalho e da Educação na Saúde. Departamento de Gestão da Educação na Saúde. **Política Nacional de Educação Permanente em Saúde**: o que se tem produzido para o seu fortalecimento? Brasília: 2018b. Disponível em: <http://bvsms.saude.gov.br/bvs/publicacoes/politica_nacional_educacao_permanente_saude_fortalecimento.pdf>. Acesso em: 10 ago. 2023.

BRASIL. Ministério do Meio Ambiente. Conselho Nacional do Meio Ambiente. Resolução n. 358, de 29 de abril de 2005. **Diário Oficial da União**, Brasília, DF, 4 maio 2005. Disponível em: <http://www.siam.mg.gov.br/sla/download.pdf?idNorma=5046>. Acesso em: 30 maio 2023.

BROMAGE, P. R. **Epidural analgesia**. Philadelphia: WB Saunders, 1978.

CÂMARA, P. F. et al. Investigação de acidentes biológicos entre profissionais da equipe multidisciplinar de um hospital. **Revista de Enfermagem da UERJ**, v. 19, n. 4, p. 583-586, out./dez. 2011.

CAMARGO, C. D. et al. Visitas de enfermagem pré e pós-operatórias: revisão integrativa. **Revista Sobecc**, São Paulo, v. 26, n. 4, p. 246-252, out./dez. 2021. Disponível em: <https://revista.sobecc.org.br/sobecc/article/view/759>. Acesso em: 30 maio 2023.

CAMELO, S. H. H.; CHAVES, L. D. P. O trabalho em equipe como competência do enfermeiro em Unidades de Terapia Intensiva. **Investigación y Educación en Enfermería**, v. 31, n. 1, p. 107-115, 2013. Disponível em: <http://www.scielo.org.co/scielo.php?pid=S0120-53072013000100013&script=sci_arttext&tlng=pt#:~:text=Na%20UTI%2C%20a%20estrat%C3%A9gia%20do,para%20a%20gest%C3%A3o%20das%20pessoas.>. Acesso em: 20 jan. 2024.

CAMPINAS. Prefeitura Municipal. **Manual de normas e rotinas para o processamento de produtos para saúde**. Campinas, 2021. Disponível em: <https://saude.campinas.sp.gov.br/enfermagem/Manual_Normas_Rotinas_para_Proc_Prod_Saude.pdf>. Acesso em: 30 maio 2023.

CAMPOS, A.; OLIVEIRA, D. R. de. A relação entre o princípio da autonomia e o princípio da beneficência (e não maleficência) na bioética médica. **Revista Brasileira de Estudos Políticos**, Belo Horizonte, n. 115, p. 13-45, jul./dez. 2017. Disponível em: <https://pos.direito.ufmg.br/rbep/index.php/rbep/article/view/514>. Acesso em: 30 maio 2023.

CARVALHO, A. A. et al. Construção e validação de fluxogramas dos processos de esterilização por trabalhadores. **Revista Sobecc**, São Paulo, n. 27, p. 1-11, 2022. Disponível em: <https://revista.sobecc.org.br/sobecc/article/view/766>. Acesso em: 30 maio 2023.

CARVALHO, R. de; BIANCHI, E. R. F. (Org.). **Enfermagem em centro cirúrgico e recuperação**. Barueri: Manole, 2007.

CARVALHO, R. de; BIANCHI, E. R. F. (Org.). **Enfermagem em centro cirúrgico e recuperação**. 2. ed. Barueri: Manole, 2016.

CASTELLANOS, B. E. P.; CASTILHO, V. Marco conceitual da assistência de enfermagem: considerações gerais. In: CAMPEDELLI, M. C. (Org.). **Processo de enfermagem na prática**. São Paulo: Ática, 1989. p. 22-30.

CAVALCANTE, A. K. C. B. et al. Cuidado seguro ao paciente: contribuições da enfermagem. **Revista Cubana de Enfermería**, v. 31, n. 4, dic. 2015. Disponível em: <https://revenfermeria.sld.cu/index.php/enf/article/view/907/141>. Acesso em: 22 maio 2023.

CAVALCANTE, F. M. L.; BARROS, L. M. O trabalho do enfermeiro no Centro de Material e Esterilização: uma revisão integrativa. **Revista Sobecc**, São Paulo, v. 25, n. 3, p. 171-178, jul./set. 2020. Disponível em: <https://revista.sobecc.org.br/sobecc/article/view/580>. Acesso em: 30 maio 2023.

CDC – Centers for Disease Control and Prevention. **Guideline for Disinfection and Sterilization in Healthcare Facilities, 2008**. 2019. Disponível em: <https://www.cdc.gov/infectioncontrol/guidelines/disinfection>. Acesso em: 30 jul. 2023.

CFM – Conselho Federal de Medicina. Resolução n. 1.451, de 10 de março de 1995. **Diário Oficial da União**, Brasília, DF, 17 mar. 1995. Disponível em: <https://www.ribeiraopreto.sp.gov.br/files/ssaude/pdf/resolucao-1451-samu.pdf>. Acesso em: 10 out. 2023.

CFM – Conselho Federal de Medicina. Resolução n. 2.174, de 14 de dezembro de 2017. **Diário Oficial da União**, Brasília, DF, 27 fev. 2018. Disponível em: <https://www.legisweb.com.br/legislacao/?id=357006>. Acesso em: 22 maio 2023.

COFEN – Conselho Federal de Enfermagem. **As metas internacionais para apoio da segurança no cuidado**. 28 abril 2023. Disponível em: <http://www.cofen.gov.br/as-metas-internacionais-de-seguranca-para-apoio-da-seguranca-no-cuidado_107966.html>. Acesso em: 20 jun. 2023.

COFEN – Conselho Federal de Enfermagem. **Guia de recomendações para registro de enfermagem no prontuário do paciente e outros documentos de enfermagem**. Rio de Janeiro, ago. 2016. Disponível em: <http://www.cofen.gov.br/wp-content/uploads/2016/08/Guia-de-Recomenda%C3%A7%C3%B5es-CTLN-Vers%C3%A3o-Web.pdf>. Acesso em: 30 maio 2023.

COFEN – Conselho Federal de Enfermagem. Resolução n. 358, de 15 de outubro de 2009. **Diário Oficial da União**, Brasília, DF, 16 out. 2009. Disponível em: <http://www.cofen.gov.br/resoluo-cofen-3582009_4384.html>. Acesso em: 30 maio 2023.

COFEN – Conselho Federal de Enfermagem. Resolução n. 424, de 19 de abril de 2012. **Diário Oficial da União**, Brasília, DF, 23 abr. 2012. Disponível em: <http://www.cofen.gov.br/resoluo-cofen-n-4242012_8990.html>. Acesso em: 30 maio 2023.

COFEN – Conselho Federal de Enfermagem. Resolução n. 543, de 18 de abril de 2017. **Diário Oficial da União**, Brasília, DF, 8 maio 2017a. Disponível em: <http://www.cofen.gov.br/resolucao-cofen-5432017_51440.html>. Acesso em: 22 maio 2023.

COFEN – Conselho Federal de Enfermagem. Resolução n. 564, de 6 de dezembro 2017. **Diário Oficial da União**, Brasília, DF, 6 dez. 2017b. Disponível em: <http://www.cofen.gov.br/resolucao-cofen-no-5642017_59145.html>. Acesso em: 30 maio 2023.

COOKE, M. W.; JINKS, S. Does the Manchester Triage System Detect the Critically Ill? **Journal of Accident & Emergency Medicine**, v. 16, n. 3, p. 179-181, May 1999.

COREME – Conselho Regional de Medicina do Distrito Federal. **Prontuário médico do paciente**: guia para uso prático. Brasília, 2006. Disponível em: <https://www.saudedireta.com.br/docsupload/1370271458PEP.pdf>. Acesso em: 30 maio 2023.

CRUZ, L. F. et al. Influência de variáveis sociodemográficas, clínicas e cirúrgicas no Índice de Aldrete e Kroulik. **Revista Brasileira de Enfermagem**, v. 71, n. 6, p. 3189-3195, 2018. Disponível em: <https://www.scielo.br/j/reben/a/XpfdrPWPn5RC6955CCWqsNS/?format=pdf&lang=pt>. Acesso em: 30 maio 2023.

CSPP – Committee on Standards and Practice Parameters. Practice Advisory for Preanesthesia Evaluation: an Updated Report by The American Society of Anesthesiologists Task Force on Preanesthesia Evaluation. **Anesthesiology**, v. 116, n. 3, p. 522-538, Mar. 2012.

DALCÓL, C.; GARANHANI, M. L. Papel gerencial do enfermeiro de centro cirúrgico: percepções por meio de imagens. **Revista Eletrônica de Enfermagem**, v. 18, p. 1-10, 2016. Disponível em: <https://revistas.ufg.br/fen/article/view/34888>. Acesso em: 30 maio 2023.

DIAS, S. M. et al. O processo de enfermagem baseado em Wanda Horta: relato de experiência. In: MOLIN, R. S. dal (Org.). **Teoria e prática de enfermagem**: da atenção básica à alta complexidade. Guarujá: Científica Digital, 2021. v. 2. p. 179-189.

DISTRITO FEDERAL. Secretaria de Saúde. **Manual de processamento de produtos para saúde**. Brasília, 2020. Disponível em: <https://www.saude.df.gov.br/documents/37101/0/Manual+de+Processamento+de+Produtos+para+Sa%C3%BAde+%281%29.pdf/99a89408-bfb1-4fc1-1097-5609026217b0?t=1674742092872>. Acesso em: 30 jul. 2023.

DONLAN, R. M. Biofilms: Microbial Life on Surfaces. **Emerging Infectious Diseases**, Atlanta, v. 8, n. 9, p. 881-890, 2002. Disponível em: <https://www.ncbi.nlm.nih.gov/pmc/articles/PMC2732559>. Acesso em: 30 maio 2023.

ESPÍRITO SANTO, I. M. B. et al. Aspectos relevantes da visita pré-operatória de enfermagem: benefícios para o paciente e para a assistência. **Revista Eletrônica Acervo Saúde**, n. 25, p. 1-6, jun. 2019. Disponível em: <https://acervomais.com.br/index.php/saude/article/view/559>. Acesso em: 30 maio 2023.

ESPÍRITO SANTO. Secretaria da Saúde. **Protocolo de encaminhamento para atenção especializada**: hipertensão e diabetes. Vitória, 2017. Disponível em: <https://saude.es.gov.br/Media/sesa/Protocolo/Linha_de_Cuidado_Hipertensão_e_Diabetes 12_07 (2) (1).pdf>. Acesso em: 25 jan. 2024.

FENGLER, F. C.; MEDEIROS, C. R. G. Sistematização da assistência de enfermagem no período perioperatório: análise de registros. **Revista Sobecc**, São Paulo, v. 25, n. 1, p. 50-57, jan./mar. 2020. Disponível em: <https://revista.sobecc.org.br/sobecc/article/view/517>. Acesso em: 30 maio 2023.

FERREIRA, A. B. H. **Mini Aurélio**: século XXI. 4. ed. Rio de Janeiro: Nova Fronteira, 2001.

FERTONANI, H. P. et al. Modelo assistencial em saúde: conceitos e desafios para a atenção básica brasileira. **Ciência & Saúde Coletiva**, v. 20, n. 6, p. 1869-1878, 2015. Disponível em: <https://www.scielo.br/j/csc/a/ZtnLRysBYTmdC9jw9wy7hKQ/abstract/?lang=en>. Acesso em: 30 maio 2023.

FLORÊNCIO, A. C. U. da S.; CARVALHO, R. de; BARBOSA, G. de S. O impacto do trabalho do Centro de Materiais na qualidade do trabalho. **Revista Sobecc**, São Paulo, v. 16, n. 1, p. 31-39, jan./mar. 2011. Disponível em: <https://revista.sobecc.org.br/sobecc/issue/view/21>. Acesso em: 30 maio 2023.

FRANCO, A. P. da S. et al. Competências e habilidades do enfermeiro que atua em unidade de terapia intensiva (UTI): uma revisão de literatura. **Revista Científica Multidisciplinar Núcleo do Conhecimento**, ano 6, v. 7, n. 11, p. 92-105. nov. 2021. Disponível em: <https://www.nucleodoconhecimento.com.br/saude/habilidades-do-enfermeiro>. Acesso em: 22 maio 2023.

GEROLIN, F. S. F. **Modelo assistencial do Hospital Alemão Oswaldo Cruz**: um estudo de caso. 199 f. Tese (Doutorado em Ciências) – Universidade Federal de São Paulo, São Paulo, 2016. Disponível em: <https://repositorio.unifesp.br/handle/11600/46402>. Acesso em: 20 jan. 2024.

GEROLIN, F. S. F.; CUNHA, I. C. K. O. Modelos assistenciais na enfermagem: revisão de literatura. **Enfermagem em Foco**, v. 4, n. 1, p. 37-40, 2013. Disponível em: <http://revista.cofen.gov.br/index.php/enfermagem/article/view/500/190>. Acesso em: 30 maio 2023.

GOMES, J. R. de A. A. et al. A prática do enfermeiro como instrumentador cirúrgico. **Revista Sobecc**, São Paulo, v. 18, n. 1, p. 54-63, jan./mar. 2013. Disponível em: <https://www.yumpu.com/pt/document/view/12813822/a-pratica-do-enfermeiro-como-instrumentador-cirurgico-itarget>. Acesso em: 20 jan. 2024.

GOMES, L. de C.; DUTRA, K. E.; PEREIRA, A. L. de S. O enfermeiro no gerenciamento do centro cirúrgico. **Revista Eletrônica da Faculdade Metodista Granbery**, n. 16, p. 14-25, jan./jun. 2014.

GUANABARA KOOGAN (Org.). **Brunner & Suddarth**: Manual de Enfermagem Médico-Cirúrgica. Tradução de Patricia Lydie Voeux. 14. ed. Barueri: Guanabara Koogan, 2019.

HAJIMOHAMMADI, N.; SADEGHI, T.; HOSSEINI, S. H. Evaluating the Effect of an Educational Intervention for Nursing Managers on the Rate of Incidents Reported at University Hospitals of Iran. **Hospital Topics**, v. 96, n. 2, p. 47-53, Apr./June 2018.

HINKLE, J. L.; CHEEVER, K. H. **Brunner & Suddarth**: Tratado de Enfermagem Médico-Cirúrgica. Tradução de Patricia Lydie Voeux. 14. ed. Rio de Janeiro: Guanabara Koogan, 2020. 2 v.

JANIN, Y.; HESS, M. L. Dor torácica. In: HESS, M. L. (Ed.). **Doenças cardíacas**: primeiros cuidados. Tradução de Cláudio Flausino. Barueri: Manole, 2002. p. 126-141.

JARDIM, D. P.; MACHADO, L. V. L.; VIEGAS, K. Perfil e tempo de permanência de pacientes intensivos assistidos na recuperação pós-anestésica. **Revista Sobecc**, São Paulo, v. 25, n. 4, p. 241-246, out./dez. 2020. Disponível em: <https://revista.sobecc.org.br/sobecc/article/view/644>. Acesso em: 12 set. 2023.

JORGE FILHO, I. **Cirurgia geral**: pré e pós-operatório. 2. ed. São Paulo: Atheneu, 2011.

KIRCHHOF, A. L. C. et al. Condições de trabalho e características sociodemográficas relacionadas à presença de distúrbios psíquicos menores em trabalhadores de enfermagem. **Texto & Contexto Enfermagem**, Florianópolis, v. 18, n. 2, p. 215-223, abr./jun. 2009. Disponível em: <https://www.scielo.br/j/tce/a/x3fWzjgbyvPvHtKntvrVXyP/?lang=pt>. Acesso em: 30 maio 2023.

KLEIN, A. G. S. et al. Registros de enfermagem no período perioperatório. **Revista de Enfermagem da UFPE**, v. 5, n. 5, p. 1096-1104, jul. 2011. Disponível em: <https://periodicos.ufpe.br/revistas/revistaenfermagem/article/viewFile/6834/6082>. Acesso em: 30 maio 2023.

KOERICH, M. S.; MACHADO, R. R.; COSTA, E. Ética e bioética: para dar início à reflexão. **Texto & Contexto Enfermagem**, Florianópolis, v. 14, n. 1, p. 106-110, jan./mar. 2005. Disponível em: <https://www.scielo.br/j/tce/a/NrCmm4mctRnGGNpf5dMfbCz/abstract/?lang=pt>. Acesso em: 30 maio 2023.

LANDA, J.; FERREIRA, A. M. T. G. B. Transferência do conhecimento de Suporte Básico de Vida para leigos e profissionais de saúde: uma revisão integrativa. **REBRAM – Revista Brasileira Multidisciplinar**, v. 23, n. 2, p. 100-114, 2020. Disponível em: <https://www.revistarebram.com/index.php/revistauniara/article/view/810>. Acesso em: 30 maio 2023.

LEAL, F. P.; SILVA, A. P.; OLIVEIRA, E. S. Avaliação pré-operatória: exames complementares de rotina? **BJSCR – Brazilian Journal of Surgery and Clinical Research**, v. 4, n. 1, p. 49-55, set./nov. 2013. Disponível em: <http://www.mastereditora.com.br/periodico/20130731_2241172.pdf>. Acesso em: 26 jul. 23.

LEMOS, C. de S.; SURIANO, M. L. F. Desenvolvimento de um instrumento: metodologia de ensino para aprimoramento da prática perioperatória. **Revista Sobecc**, São Paulo, v. 18, n. 4, p. 57-69, out./dez. 2013. Disponível em: <https://docplayer.com.br/5949456-Development-of-an-instrument-teaching-methodology-for-improving-perioperative-practice.html>. Acesso em: 20 jan. 2024.

LUNARDI, V. L. Bioética aplicada à assistência de enfermagem. **Revista Brasileira de Enfermagem**, Brasília, v. 51, n. 4, p. 665-664, out./dez. 1998. Disponível em: <https://www.scielo.br/j/reben/a/n79JV9mCrrqrN7f3BYFc9GS/?lang=pt&format=pdf>. Acesso em: 30 maio 2023.

MACHADO, G. dos R. et al. Development of a Software for Intraoperatory Nursing Assistance. **Revista Brasileira de Enfermagem**, v. 72, n. 3, p. 680-686, 2019. Disponível em: <https://www.scielo.br/j/reben/a/hrTBFL6jcDtL6kZ5B6WHM9k/?format=pdf&lang=en>. Acesso em: 30 maio 2023.

MACIEL, F. B.; NOGARO, A. Conflitos bioéticos vivenciados por enfermeiros em hospital universitário. **Revista Bioética**, v. 27, n. 3, p. 455-464, jul./set. 2019. Disponível em: <https://www.scielo.br/j/bioet/a/tmj8PYTXTKP4jV3BMmPqWqK/?lang=pt&format=pdf>. Acesso em: 30 maio 2023.

MAGALHÃES, E.; GOVÊIA, C. S.; MOREIRA, L. G. **Farmacologia aplicada à anestesia**. São Paulo: Fontenele, 2018. Disponível em: <https://saes.org.br/images/meta/0f132de0-3693-4884-87be-a2618a62c884/133/farmacologia-aplicada-a-anestesia.pdf>. Acesso em: 25 jun. 2023.

MAIA, C. S. et al. Notificações de eventos adversos relacionados com a assistência à saúde que levaram a óbitos no Brasil, 2014-2016. **Epidemiologia e Serviços de Saúde**, Brasília, v. 27, n. 2, p. 1-10, 2018. Disponível em: <https://www.scielo.br/j/ress/a/67kfbVWmYrCNSyZ5NmyXpjR/?lang=pt#>. Acesso em: 10 out. 2023.

MANO, G. M. P.; PIERIN, A. M. G. Emergências hipertensivas. In: SALLUM, A. M. C.; PARANHOS, W. Y. **O enfermeiro e as situações de emergências**. 2. ed. São Paulo: Atheneu, 2013.

MARQUES, D. de O. et al. O absenteísmo: doença da equipe de enfermagem de um hospital universitário. **Revista Brasileira de Enfermagem**, v. 68, n. 5, p. 876-882, out. 2015. Disponível em: <https://www.scielo.br/j/reben/a/fcTJ5HfwQwmTztXd8KgCbnj/?lang=pt>. Acesso em: 30 maio 2023.

MARTINS, F. Z.; DALL'AGNOL, C. M. Centro cirúrgico: desafios e estratégias do enfermeiro nas atividades gerenciais. **Revista Gaúcha de Enfermagem**, v. 37, n. 4, p. 1-9, 2016. Disponível em: <https://www.scielo.br/j/rgenf/a/GCCd3Fykn6dvqDc6dkCqHbM/?format=pdf&lang=pt>. Acesso em: 30 maio 2023.

MATTIA, A. L.; MENDES, F. C. N. Validação aparente e de conteúdo de escala de avaliação de enfermagem para o paciente na sala de recuperação pós-anestésica. **Revista Mineira de Enfermagem**, v. 26, p. 1-11, 2022. Disponível em: <https://periodicos.ufmg.br/index.php/reme/article/view/38455>. Acesso em: 30 maio 2023.

MEDEIROS, A. C. et al. Integralidade e humanização na gestão do cuidado de enfermagem na Unidade de Terapia Intensiva. **Revista da Escola de Enfermagem da USP**, v. 50, n. 5, p. 816-822, 2016. Disponível em: <https://www.scielo.br/j/reeusp/a/rNrN8QYGBq65CLXrnQvcSPD/?lang=en>. Acesso em: 30 maio 2023.

MINAS GERAIS. Secretaria de Estado de Saúde. Resolução n. 2.132, de 9 de dezembro de 2009. **Diário do Executivo – Minas Gerais**, Belo Horizonte, 2009. Disponível em: <https://www.saude.mg.gov.br/images/documentos/resolucao_2132.pdf>. Acesso em: 30 maio 2023.

MIRANDA, P. C. et al. A importância do registro de enfermagem em busca da qualidade. **Gestão em Foco,** São Paulo, p. 1-6, 2016. Disponível em: <https://portal.unisepe.com.br/unifia/wp-content/uploads/sites/10001/2018/06/024_importancia_registro_enfermagem.pdf>. Acesso em: 30 jul. 2023.

MIRANDA, S. M. M. **O nível de estresse do profissional de enfermagem que atua no centro cirúrgico em um hospital privado do Distrito Federal**. 25 f. Trabalho de Conclusão de Curso (Bacharelado em Enfermagem) – Centro Universitário de Brasília, Brasília, 2017. Disponível em: <https://repositorio.uniceub.br/jspui/bitstream/235/11750/1/21396975.pdf>. Acesso em: 30 maio 2023.

MONTEIRO, M. M. et al. Absenteísmo do enfermeiro no centro cirúrgico: uma revisão sistemática. **Health Residencies Journal**, v. 3, n. 14, 2022. Disponível em: <https://escsresidencias.emnuvens.com.br/hrj/article/view/309>. Acesso em: 30 maio 2023.

MORIYA, G. A. de A. **Prazo de validade de esterilização de materiais utilizados na assistência à saúde**: um estudo experimental. 130 f. Tese (Doutorado em Ciências) –Universidade de São Paulo, São Paulo, 2012. Disponível em: <https://www.teses.usp.br/teses/disponiveis/7/7139/tde-23082012-154144/publico/Tese_Giovana_A_A_Moriya_Original.pdf>. Acesso em: 18 maio 2023.

MOURA, M. da C. et al. A importância da central de material esterilizado para a dinâmica hospitalar: uma revisão integrativa da literatura. **Brazilian Journal of Development**, Curitiba, v. 7, n. 6, p. 60841-60854, jun. 2021. Disponível em: <https://ojs.brazilianjournals.com.br/ojs/index.php/BRJD/article/view/31565>. Acesso em: 30 maio 2023.

MUNIZ, A. O. et al. Competências dos enfermeiros para atuação em Unidade de Terapia Intensiva: revisão integrativa. In: CONGRESSO NORDESTINO DE ENFERMAGEM EM CUIDADOS INTENSIVOS, 2., 2019, Rio Grande do Norte. Disponível em: <https://www.doity.com.br/anais/coneci2019/trabalho/96518>. Acesso em: 22 maio 2023.

MUNIZ, D. C.; ANDRADE, E. G. da S.; SANTOS, W. L. A saúde do enfermeiro com a sobrecarga de trabalho. **Revista de Iniciação Científica e Extensão**, v. 2, p. 274-279, 2019. Disponível em: <https://revistasfacesa.senaaires.com.br/index.php/iniciacao-cientifica/article/view/275>. Acesso em: 30 maio 2023.

MUNÕZ, D. R. Bioética: a mudança da postura ética. **Revista Brasileira de Otorrinolaringologia**, v. 70, n. 5, p. 578-579, set./out. 2004. Disponível em: <https://www.scielo.br/j/rboto/a/kqK4V3kcwdtzqJdzhRyvstF/?lang=pt>. Acesso em: 30 maio 2023.

MUSSI, A.; LOPES, F. G. Assistência ao Paciente grave no Pronto Socorro. In. PETERLINI, F. L.; SARTORI, M. R. de A.; FONSECA, A. da S. (Org.). **Emergências clínicas**. São Paulo: Martinari, 2014. p. 27-38.

NEVES, R. de S. (Org.). **Sistematização da Assistência de Enfermagem (SAE)**: guia para o cuidado organizado. Quirinópolis: IGM, 2020.

NEVES, R. de S. Sistematização da assistência de enfermagem em unidade de reabilitação segundo o modelo conceitual de Horta. **Revista Brasileira de Enfermagem**, v. 59, n. 4, p. 556-559, jul./ago. 2006. Disponível em: <https://www.scielo.br/j/reben/a/nQfD7kJ7GSG7kQTwKf7KY7Q>. Acesso em: 30 maio 2023.

ORO, J. et al. Do trabalho prescrito ao trabalho real da enfermagem em unidades de internação de hospitais universitários federais. **Texto & Contexto Enfermagem**, Florianópolis, v. 28, p. 1-15, 2019. Disponível em: <https://www.scielo.br/j/tce/a/q9kyb4bnBxcKW8gjSn3rWXq/?lang=en>. Acesso em: 20 jan. 2024.

PÁDUA, A. I.; ALVARES, F.; MARTINEZ, J. A. B. Insuficiência respiratória. **Medicina**, Ribeirão Preto, v. 36, p. 205-213, abr./dez. 2003. Disponível em: <https://www.revistas.usp.br/rmrp/article/view/549>. Acesso em: 30 maio 2023.

PASSOS, A. P. P. O cuidado da enfermagem ao paciente cirúrgico frente ao ato anestésico. **Ciências Biológicas & Saúde**, Campos dos Goytacazes, v. 6, n. 2, p. 14-19, 2012. Disponível em: <https://ojs3.perspectivasonline.com.br/biologicas_e_saude/article/view/202>. Acesso em: 30 jul. 2023.

PENICHE, A. de C. G.; ARAÚJO, B. M. Atividades de enfermagem com potencial para desencadear falhas na assistência de enfermagem transoperatória. **Revista Sobecc**, São Paulo, v. 14, n. 2, p. 36-40, abr./jun. 2009. Disponível em: <https://revista.sobecc.org.br/sobecc/article/view/357>. Acesso em: 30 maio 2023.

PEREIRA, E. B. F. et al. Avaliação da qualidade dos registros de enfermagem nos cuidados pós-operatórios imediatos. **Revista Sobecc**, São Paulo, v. 23, n. 1, p. 21-27, jan./mar. 2018. Disponível em: <https://revista.sobecc.org.br/sobecc/article/view/383>. Acesso em: 30 maio 2023.

PEREIRA, F. C. da C. et al. Compreensão de enfermeiros de centro cirúrgico a respeito do seu processo de trabalho. **Revista de Pesquisa Cuidado é Fundamental**, v. 5, n. 1, p. 3251-3258, jan./mar. 2013. Disponível em: <https://www.redalyc.org/pdf/5057/505750897009.pdf>. Acesso em: 30 maio 2023.

PETERLINI, F. L.; SARTORI, M. R. de A.; FONSECA, A. da S. (Org.). **Emergências clínicas**. São Paulo: Martinari, 2014.

PEZZI, M. da C. S.; LEITE, J. L. Investigação em Central de Material e Esterilização utilizando a Teoria Fundamentada em Dados. **Revista Brasileira de Enfermagem**, Brasília, v. 63, n. 3, p. 391-396, maio/jun. 2010. Disponível em: <https://www.scielo.br/j/reben/a/pQHGDjVMxmTBzNbMMPdX99k/abstract/?lang=pt>. Acesso em: 30 maio 2023.

POSSARI, J. F. **Assistência de enfermagem na recuperação pós-anestésica (RPA)**. São Paulo: Iátria, 2003.

POSSARI, J. F. **Centro cirúrgico**: planejamento, organização e gestão. 4. ed. São Paulo: Iátria, 2009.

POSSARI, J. F. **Centro cirúrgico**: planejamento, organização e gestão. 5. ed. São Paulo: Iátria, 2011.

POTTER, P. A.; PERRY, A. G. **Fundamentos de enfermagem**. Tradução de Maria Inês Corrêa Nascimento et al. Rio de Janeiro: Elsevier, 2009.

POTTER, P. et al. **Fundamentos de enfermagem**. Tradução de Adilson Dias Salles et al. 9. ed. Rio de Janeiro: Elsevier, 2018.

PRADO, K. G. et al. Centro de recuperação pós-anestésico: observação, análise e comparação. **RLAE – Revista Latino-Americana de Enfermagem**, v. 6, n. 3, p. 123-125, jul. 1998. Disponível em: <https://doi.org/10.1590/S0104-11691998000300015>. Acesso em: 30 jul. 2023.

PREARO, M.; FONTES, C. M. B. Sistematização da assistência de enfermagem na sala de recuperação pós-anestésica: revisão integrativa. **Enfermagem em Foco**, v. 10, n. 7, p. 135-140, 2019. Disponível em: <http://revista.cofen.gov.br/index.php/enfermagem/article/view/2470>. Acesso em: 30 maio 2023.

RASSAM, E. et al. Complicações tromboembólicas no paciente cirúrgico e sua profilaxia. **ABCD Arquivos Brasileiros de Cirurgia Digestiva**, São Paulo, v. 22, n. 1, p. 41-44, mar. 2009. Disponível em: <https://www.scielo.br/j/abcd/a/FDrXGc96KFktSSnjGxjdt3t/abstract/?lang=pt>. Acesso em: 20 jan. 2024.

RIBEIRO, E.; FERRAZ, K. M. C.; DURAN, E. C. M. Atitudes dos enfermeiros de centro cirúrgico diante da sistematização da assistência de enfermagem perioperatória. **Revista Sobecc**, v. 22, n. 4, p. 201-207, out./dez. 2017. Disponível em: <https://revista.sobecc.org.br/sobecc/article/view/231>. Acesso em: 30 maio 2023.

RIEGEL, F.; OLIVEIRA JUNIOR, N. J. Processo de enfermagem: implicações para a segurança do paciente em centro cirúrgico. **Cogitare Enfermagem**, v. 22, n. 4, p. 1-5, jan./mar. 2017. Disponível em: <https://revistas.ufpr.br/cogitare/article/view/45577>. Acesso em: 20 jan. 2024.

ROMANO, A. C. L.; OLIVEIRA, A. A. S. Segurança do paciente cirúrgico e direitos humanos dos pacientes. **Cadernos Ibero-Americanos de Direito Sanitário**, Brasília, v. 6, n. 3, p. 232-251, jul./set. 2017. Disponível em: <https://www.cadernos.prodisa.fiocruz.br/index.php/cadernos/article/view/397>. Acesso em: 30 maio 2023.

SAMPAIO, A. T. L. et al. Educação continuada em enfermagem e suas perspectivas científicas: uma breve análise integrativa. **Revista Humano Ser**, Natal, v. 1, n. 1, p. 39-48, 2016. Disponível em: <https://periodicos.unifacex.com.br/humanoser/article/view/811/253>. Acesso em: 30 maio 2023.

SANTANA, V. M. et al. Educação em saúde para pacientes no perioperatório de cirurgia cardiovascular: relato de experiência. **Brazilian Journal of Health Review**, Curitiba, v. 4, n. 2, p. 5559-5571, mar./abr. 2021. Disponível em: <https://ojs.brazilianjournals.com.br/ojs/index.php/BJHR/article/view/26394>. Acesso em: 30 jul. 2023.

SANTOS, J. C. A. et al. Gestão do enfermeiro na unidade de terapia intensiva: uma revisão integrativa brasileira. **Enfermagem Brasil**, v. 19, n. 5, p. 423-439, 2020. Disponível em: <https://portalatlanticaeditora.com.br/index.php/enfermagembrasil/article/view/4209>. Acesso em: 30 maio 2023.

SANTOS, J. L. G. et al. Práticas de enfermeiros na gerência do cuidado em enfermagem e saúde: revisão integrativa. **Revista Brasileira de Enfermagem**, Brasília, v. 66, n. 2, p. 257-263, mar./abr. 2013. Disponível em: <https://www.scielo.br/j/reben/a/zpPkwjwD6CkNvKnXvRWmXQv/?lang=pt>. Acesso em: 30 maio 2023.

SANTOS, M. L. de O.; PACHECO, E. R.; COLARES, A. C. A. Esterilização por plasma de peróxido de hidrogênio: relato de experiência. **Revista Baiana de Enfermagem**, Salvador, v. 18, n. 1/2, p. 125-138, jan./ago. 2003. Disponível em: <https://periodicos.ufba.br/index.php/enfermagem/article/view/3878>. Acesso em: 30 maio 2023.

SANTOS, N. C. M.; TAJRA, S. F.; MOTTA, A. L. C. **Centro cirúrgico e os cuidados de enfermagem**. 6. ed. São Paulo: Érica, 2009.

SANTOS, P. M.; SANTOS, M. M.; SANTOS, A. T. L. Avaliação do risco pré-operatório. **Acta Médica**, Porto Alegre, v. 33, n. 1, p. 35-41, dez. 2012. Disponível em: <https://docs.bvsalud.org/biblioref/2018/02/879403/avaliacao-do-risco-pre-operatorio.pdf>. Acesso em: 26 jul. 23.

SANTOS, R. et al. The Role of the Nurse in the Operating Room. **GEP News**, v. 2, n. 2, p. 9-15, 2018.

SIEGEL, J. D. et al. Guideline for Isolation Precautions: Preventing Transmission of Infectious Agents in Healthcare Settings. **CDC – Centers for Disease Control and Prevention**, 2007. Disponível em: <https://www.cdc.gov/infectioncontrol/guidelines/isolation/index.html>. Acesso em: 19 jul. 2023.

SILVA, D. de J. N. et al. A população cirúrgica muito idosa em cuidados intensivos: características clínicas e desfechos. **Revista Brasileira de Anestesiologia**, v. 70, n. 1, p. 3-8, 2020. Disponível em: <http://www.rba.periodikos.com.br/article/10.1016/j.bjane.2020.02.0a02/pdf/rba-70-1-3-transl.pdf >. Acesso em: 20 jan. 2024.

SILVA, É. Q.; PEREIRA, É. L. Ética em pesquisa: os desafios das pesquisas em ciências humanas e sociais para o atual sistema de revisão ética. **Revista Anthropológicas**, v. 27, n. 2, p. 120-147, 2016. Disponível em: <https://periodicos.ufpe.br/revistas/index.php/revistaanthropologicas/article/view/24025/19487>. Acesso em: 20 jan. 2024.

SILVA, M. R. **Constrangimentos ergonômicos em profissionais de enfermagem**: contribuições da ergonomia em centro cirúrgico. 152 f. Dissertação (Mestrado em Ergonomia) – Universidade Federal de Pernambuco, Recife, 2018. Disponível em: <https://repositorio.ufpe.br/handle/123456789/32862>. Acesso em: 20 jan. 2024.

SILVEIRA, A. L.; BERTÉ, R.; PELANDA, A. M. Resíduos de Serviços de Saúde. In: SILVEIRA, A. L.; BERTÉ, R.; PELANDA, A. M. **Gestão de resíduos sólidos**: cenários e mudanças de paradigmas. Curitiba: InterSaberes, 2018. p. 69-76.

SMELTZER, S. C.; BARE, B. G. **Tratado de enfermagem médico-cirúrgica**. 10. ed. Rio de Janeiro: Guanabara Koogan, 2005. 2 v.

SMYTH, W. et al. Self-Reported Long-Term Conditions of Nurses and Midwives Across a Northern Australian Health Service: a Survey. **The International Journal of Nursing Studies**, v. 62, p. 22-35, Oct. 2016.

SOBECC – Associação Brasileira de Enfermeiros de Centro Cirúrgico, Recuperação Anestésica e Centro de Material e Esterilização. **Diretrizes de Práticas em Enfermagem Cirúrgica e Processamento de Produtos para a Saúde**. 7. ed. Barueri: Manole, 2017.

SOBECC – Associação Brasileira de Enfermeiros de Centro Cirúrgico, Recuperação Anestésica e Centro de Material e Esterilização. **Diretrizes de Práticas em Enfermagem Cirúrgica e Processamento de Produtos para a Saúde**. 8. ed. Barueri: Manole, 2021.

SOUSA, C. S.; BISPO, D. M.; ACUÑA, A. A. Criação de um manual para posicionamento cirúrgico: relato de experiência. **Revista Sobecc**, São Paulo, v. 23, n. 3, p. 169-175, jul./set. 2018. Disponível em: <https://revista.sobecc.org.br/sobecc/article/view/400>. Acesso em: 25 jun. 2023.

SOUZA, H. A.; BERNARDO, M. H. Prevenção do adoecimento mental relacionado ao trabalho: a práxis de profissionais do Sistema Único de Saúde comprometidos com a saúde do trabalhador. **Revista Brasileira de Saúde Ocupacional**, n. 44, p. 1-8, 2019. Disponível em: <https://www.scielo.br/j/rbso/a/BZfzmT5SM4p4McZfctc8vqn/?format=pdf&lang=pt>. Acesso em: 30 jul. 2023.

SOUZA, O. S. Atendimento respiratório. In: PETERLINI, F. L.; SARTORI, M. R. de A.; FONSECA, A. da S. (Org.). **Emergências clínicas**. São Paulo: Martinari, 2014. p. 229-242.

SOUZA, R. Q. et al. Fatores relacionados à qualidade do vapor para esterilização de produtos para saúde. **Revista Sobecc**, São Paulo, v. 26, n. 4, p. 205-211, out./dez. 2021. Disponível em: <https://revista.sobecc.org.br/sobecc/article/view/721>. Acesso em: 30 jul. 2023.

STAHLSCHMIDT, A. et al. Preditores de mortalidade intra-hospitalar em pacientes submetidos a cirurgias não eletivas em um hospital universitário: uma coorte prospectiva. **Revista Brasileira de Anestesiologia**, v. 68, n. 5, p. 492-498, 2018. Disponível em: <https://www.scielo.br/j/rba/a/jMQyGC4LmD7BbDGSPvWb6rp/?lang=pt>. Acesso em: 20 jan. 2024.

STUMM, E. M. F.; MAÇALAI, R. T.; KIRCHNER, R. M. Dificuldades enfrentadas por enfermeiros em um centro cirúrgico. **Texto & Contexto Enfermagem**, Florianópolis, v. 15, n. 3, p. 464-471, jul./set. 2006. Disponível em: <https://www.scielo.br/j/tce/a/XCwsYpQRxhnLMMFkZLSSMmD/abstract/?lang=pt>. Acesso em: 20 jan. 2024.

TANNURE, M. C.; PINHEIRO, A. M. **Sistematização da assistência de enfermagem**: guia prático. 3. ed. Rio de Janeiro: Guanabara Koogan, 2019.

TIMBY, B. K.; SMITH, N. E. **Enfermagem médico-cirúrgica**. Tradução de Marcos Ikeda. 8. ed. Barueri: Manole; 2005.

TURRINI, R. N. T.; SOUSA, C. S.; OLIVEIRA, R. de C. B. Tempos cirúrgicos, tipos de sutura, eletrocirurgia e laser. In: CARVALHO, R.; BIANCHI, E. R. F. (Org.). **Enfermagem em centro cirúrgico e recuperação**. Barueri: Manole, 2007. p. 210-246.

URDEN, L. D.; STACY, K. M.; LOUGH, M. E. **Thelan's**: enfermagem de cuidados intensivos. 5. ed. Loures: Lusodidacta, 2008.

VARGAS, D.; BRAGA, A. L. O enfermeiro de Unidade de Tratamento Intensivo: refletindo sobre seu papel. **Revista Fafibe**, p. 1-6, 2016. Disponível em: <http://www.unifafibe.com.br/revistasonline/arquivos/revistafafibeonline/sumario/10/19042010093459.pdf>. Acesso em: 22 maio 2023.

WHO – World Health Organization. **Conceptual Framework for the International Classification for Patient Safety**: Version 1.1 – Final Technical Report. 2009. Disponível em: <https://apps.who.int/iris/handle/10665/70882>. Acesso em: 10 ago. 2023.

Apêndice[1]

Quadro A – Classificação e exemplos de Resíduos de Serviços de Saúde (RSS)

Grupo	Definição	Exemplos
A (subgrupos: A1, A2, A3, A4 e A5)	Resíduos com a possível presença de agentes biológicos que, por suas características, podem apresentar risco de infecção.	Culturas e estoques de micro-organismos; carcaças, peças anatômicas, vísceras provenientes de experimentação; peças anatômicas humanas; *kits* de linhas arteriais, endovenosas e dialisadores; órgãos, tecidos, outros contaminados com príons.
B	Resíduos contendo produtos químicos que apresentam periculosidade à saúde pública ou ao meio ambiente, dependendo de suas características de inflamabilidade, corrosividade, reatividade, toxicidade, carcinogenicidade, teratogenicidade, mutagenicidade e quantidade.	Medicamentos; saneantes, desinfetantes; efluentes dos equipamentos automatizados utilizados em análises clínicas; outros resíduos tóxicos, corrosivos, inflamáveis e reativos.
C	Qualquer material que contenha radionuclídeo em quantidade superior aos níveis de dispensa especificados em norma da Comissão Nacional de Energia Nuclear (CNEN) e para os quais a reutilização é imprópria ou não prevista.	Rejeito radioativo, proveniente de laboratório de pesquisa e ensino na área da saúde, laboratório de análise clínica, serviço de medicina nuclear e radioterapia.
D	Resíduos que não apresentam risco biológico, químico ou radiológico à saúde ou ao meio ambiente, podendo ser equiparados aos resíduos domiciliares.	Papel de uso sanitário e fralda; absorventes higiênicos; gorros e máscaras descartáveis; restos de alimentos.
E	Materiais perfurocortantes ou escarificantes.	Agulhas, escalpes; ampolas de vidro; lâminas de bisturi; lancetas.

Fonte: Elaborado com base em Brasil, 2005, 2018a.

[1] As fontes citadas nesta seção constam na lista final de referências.

Respostas

Capítulo 1
Questões para revisão
1. d
2. c
3. c
4. O método de esterilização por vapor saturado sob pressão (autoclave) não deixa resíduos tóxicos, tem ciclos rápidos, é compatível com diversas embalagens e tem um excelente poder de penetração em lúmens.
5. Os profissionais que realizam os procedimentos devem ter as atividades regulamentadas pelos seus conselhos de classe, e os Centros de Material e Esterilização (CMEs) devem ter um profissional responsável de nível superior para a coordenação de todas as atividades de forma exclusiva.

Questões para reflexão
1. a) Observar se o local de trabalho tem implantado um plano de gerenciamento de resíduos; b) verificar se o tema *gerenciamento de resíduos* é contemplado nas capacitações/treinamentos da equipe; c) observar se as lixeiras estão identificadas de acordo com a Resolução da Diretoria Colegiada (RDC) n. 222, de 28 de março de 2018 (Brasil, 2018a) – se há quantidade e tipos que contemplam a necessidade do serviço, se há abrigo de resíduos, se os trabalhadores utilizam os equipamentos de proteção individual (EPIs) para manusear os resíduos gerados.

2. O profissional enfermeiro, por competência e formação, é o protagonista nas atividades desenvolvidas no Centro de Material e Esterilização (CME). As ações sob sua responsabilidade estão descritas na Resolução n. 424, de 19 de abril de 2012, do Conselho Federal de Enfermagem (Cofen, 2012), sendo uma delas a de supervisão da equipe. Por esse motivo, o enfermeiro precisa ter um olhar holístico sobre o setor, conhecer a rotina do trabalho e estar sempre atualizado, a fim de evitar falhas e ampliar o sucesso dos resultados das ações desenvolvidas no CME.

Capítulo 2
Questões para revisão

1. c
2. c
3. a
4. Pré-operatório mediato – Ocorre em cirurgias programadas e inicia-se no momento em que se decide realizar a cirurgia, estendendo-se até 24 horas antes dela. O principal objetivo é estabilizar e preparar o paciente para o procedimento, de modo a ajudar em sua recuperação.

   Pré-operatório imediato – Ocorre nas últimas 24 horas que antecedem o ato cirúrgico, ou seja, consiste na assistência após o pré-operatório mediato, sendo que no pré-operatório imediato o paciente já deve ter recebido o anestésico e deve ser encaminhado à sala cirúrgica.
5. É a realização de uma adequada anamnese e do exame físico a fim de identificar possíveis agravos, preveni-los ou amenizá-los, bem como para influenciar no processo de decisão, com a intenção de estimar o risco operatório.

Questões para reflexão

1. O centro cirúrgico (CC) pode ser considerado o setor mais importante do hospital porque deve estar próximo às outras unidades para intervenções rápidas. Outros motivos são o custo elevado em manutenção, o maior rendimento com os procedimentos realizados no hospital e a grande quantidade de profissionais e protocolos assistenciais necessários.
2. Em razão de uma crescente na quantidade de procedimentos, há a necessidade de intervenções rápidas. Além disso, percebe-se uma falta de treinamento na avaliação clínica por parte dos profissionais e das instituições.
3. Porque a utilização desnecessária de exames laboratoriais pode dar uma falsa segurança para os profissionais, visto que tais exames apontarão situações específicas, além de representarem um custo adicional para as instituições e os pacientes.

Capítulo 3
Questões para revisão
1. b
2. c
3. a
4. Os cuidados incluem colocar a placa neutra mantendo contato regular e homogêneo desta com o corpo do paciente; utilizar sempre substâncias gelatinosas condutoras para aumentar a eficiência de contato da placa com o corpo do paciente; evitar colocar a placa dispersiva sobre saliências ósseas, áreas muito pilosas ou tecido escarificado; verificar no pré-operatório se o paciente faz uso de placa metálica para colocar a placa de bisturi o mais distante possível desta.
5. Os centros cirúrgicos devem ter pelo menos 2 salas cirúrgicas, sendo que, a cada 50 leitos não especializados ou 15 leitos cirúrgicos, deve haver uma sala cirúrgica.

Questões para reflexão

1. A resposta deve levar em consideração a tensão do ambiente cirúrgico em razão das atividades muito burocráticas, técnicas e procedimentais, o que favorece o desenvolvimento de atividades rigidamente mecanizadas pela equipe, que pode se esquecer de aspectos humanos e sociais.
2. A resposta deve indicar que a pausa cirúrgica é o momento de verificação das condições de segurança e trabalho de toda a equipe, bem como de certificação de cirurgia correta, paciente correto, local cirúrgico correto e uso de antibiótico profilático.
3. A resposta deve demonstrar que há algumas exceções, como no caso de um paciente que já chega com alguma ferida e precisa apenas realizar a hemostasia e a síntese ou no caso de haver uma deiscência de sutura que requer uma nova síntese.

Capítulo 4

Questões para revisão

1. Os requisitos ambientais indispensáveis à sala de recuperação pós-anestésica (SRPA) são: localização próxima às salas de cirurgia, temperatura, ventilação e iluminação adequadas, piso refratário à condutibilidade elétrica e planejado de modo a facilitar a limpeza.
2. c
3. d
4. Os sinais vitais e todos os parâmetros indicados devem ser avaliados em intervalos de 15 minutos na primeira hora e, caso o paciente se apresente estável, em intervalos de 30 minutos, na segunda hora de recuperação.
5. b

Questões para reflexão

1. A cefaleia pós-punção está relacionada à perda de líquor pelo orifício da punção, o que reduz a pressão liquórica e traciona as estruturas da meninge, causando o desconforto sentido pelo paciente. Essa tração pode ser minimizada com a permanência do paciente em posição deitada, sem elevação da cabeceira nem utilização de travesseiros. Em casos mais graves, pode ser realizada a infusão de líquidos ou mesmo a utilização de tampão sanguíneo pela via peridural.

2. Monitorização da saturação, frequência cardíaca, temperatura, pressão arterial, frequência respiratória e dor além do nível de consciência; verificação de sinais vitais a cada 15 minutos na primeira hora e a cada 30 minutos na segunda hora; aplicação da Escala de Aldrete e Kroulik; identificação de todos os acessos, sondas e drenos, com avaliação do funcionamento adequado destes; avaliação de curativos e mensuração do nível de dor do paciente; atenção aos sinais de complicações anestésicas e possíveis intercorrências; anotação de enfermagem completa e realização de *checklist* para pertences e exames que possam acompanhar o prontuário.

3. No pós-operatório imediato, o controle de sinais vitais deve ser realizado a cada 15 minutos na primeira hora e a cada 30 minutos na segunda hora, caso o paciente esteja estável, o que faz com que todos os pacientes devam permanecer na sala de recuperação pós-anestésica (SRPA) por, no mínimo, 2 horas.

4. A Escala de Aldrete e Kroulik é utilizada para avaliar a recuperação pós-anestésica de pacientes que passaram por anestesia geral ou sedação, enquanto a Escala de Bromage é utilizada em pacientes que foram submetidos a anestesias regionais, avaliando o bloqueio motor.

5. A permanência de pacientes críticos na sala de recuperação pós-anestésica (SRPA) normalmente se dá pela falta de leitos disponíveis nas Unidades de Terapia Intensiva (UTIs), em razão de todo o suporte que pode ser oferecido na SRPA. Porém, quando há

essa permanência, deve-se dimensionar a equipe de atendimento conforme a legislação vigente para o dimensionamento de profissionais e equipamentos em UTIs.

Capítulo 5
Questões para revisão

1. A Sistematização da Assistência de Enfermagem Perioperatória (Saep) é dividida em cinco etapas: visita pré-operatória de enfermagem; planejamento da assistência perioperatória; implementação da assistência; avaliação da assistência (visita pós-operatória de enfermagem); reformulação da assistência a ser planejada.
2. Disponibilidade adequada de insumos e materiais necessários à realização dos procedimentos; dimensionamento adequado de profissionais; educação continuada; realização de atividades laborais; e bom relacionamento interpessoal com a equipe.
3. b
4. c
5. d

Questão para reflexão

1. É importante analisar as dificuldades enfrentadas pelos profissionais no centro cirúrgico (CC) que impedem a prática da Sistematização da Assistência de Enfermagem Perioperatória (Saep), como a sobrecarga de trabalho. É necessário adotar ações que eliminem ou pelo menos amenizem os empecilhos. A disponibilidade adequada de profissionais conforme a demanda de trabalho, a capacitação profissional para autilização do instrumento, a correta coleta de dados e a melhor organização do trabalho são fatores facilitadores da aplicação da Saep.

Capítulo 6
Questões para revisão
1. b
2. c
3. a
4. Notificação, investigação e análise dos dados, monitoramento e tratamento.
5. Com relação à localização: geralmente a dor é indicada com o punho fechado na região precordial (região à frente do coração).

Questões para reflexão
1. Verificar a segurança do local; avaliar a responsividade da vítima (chamando-a e tocando-a nos ombros); chamar ajuda; checar respiração e pulso (em até 10 segundos); iniciar ciclo de 30 compressões e 2 ventilações (até o socorro chegar).
2. O enfermeiro deve iniciar a avaliação clínica. **Identificação das alterações**: dor aguda no peito; inquietação; dispneia; o paciente relata que está com sensação de que vai morrer, apresenta pele fria e sudorese abundante, cianose periférica, oligúria e pulso filiforme; na ausculta pulmonar, percebem-se estertores (ruído adventício). **Intervenção de enfermagem**: avaliar e registrar as características da dor torácica, como localização, duração, qualidade, intensidade, fatores precipitantes e de alívio, presença ou ausência de irradiação e sintomas associados. Avaliar a dor utilizando a escala verbal (paciente consciente), classificando o desconforto de 0 (ausência de dor) a 10 (dor insuportável). Verificar a pressão arterial e a frequência cardíaca em cada episódio de dor torácica. A pressão arterial e a frequência cardíaca podem aumentar por causa da estimulação simpática que resulta da dor. **Oxigenoterapia**: ofertar suporte de oxigênio. Se a pressão sistólica estiver acima de 90 mm/Hg, administrar nitratos prescritos (nitroglicerina) por via endovenosa; se, no

entanto, ocorrer um quadro de hipotensão, suspender a medicação de imediato e comunicar o médico; monitorar efeitos colaterais da nitroglicerina, como cefaleia, hipotensão arterial, síncope, rubor facial e náuseas.

Sobre os autores

Saimon da Silva Nazário
É mestre em Enfermagem pelo Programa de Pós-Graduação em Enfermagem (2021) da Universidade Federal do Paraná (UFPR) e graduado em Enfermagem (2018) pelo Instituto Federal do Paraná (IFPR). É membro do Grupo de Estudos Multiprofissional em Saúde do Adulto(Gemsa). Atualmente, é doutorando em Enfermagem na UFPR e atua em cursos de formação e especialização na área da saúde.

Leia Regina da Silva
É mestre em Saúde Coletiva (2021) pela Universidade Federal do Paraná (UFPR); especialista em Saúde Coletiva (2010) pela Universidade Positivo; e graduada em Farmácia (2003) pela UFPR. É servidora pública desde 2004, com experiência em atuação e gestão de equipes de Vigilância em Saúde (Vigilância Sanitária, Vigilância Epidemiológica, Vigilância em Saúde Ambiental e em Saúde do Trabalhador), Atenção Básica e Imunização. Atua como professora em cursos de formação e especialização na área da saúde.

Anna Beatriz de Lacerda Pinto Naumes
É mestre pelo Programa de Mestrado e Doutorado em Saúde da Criança e do Adolescente, na linha de pesquisa de Ensino na Saúde (2014), das Faculdades Pequeno Príncipe; especialista em Enfermagem (2008) em Cuidados Intensivos Neonatais por essa mesma instituição; e graduada em Enfermagem (2001) pela

Universidade Tuiuti do Paraná (UTP). Atualmente, é docente da pós-graduação em Enfermagem nas seguintes instituições: Faculdade Futuro, Centro Universitário Internacional Uninter, Centro Universitário Curitiba (Unicuritiba) e Centro Universitário Autônomo do Brasil (Unibrasil). Atua também nas áreas de saúde suplementar, gestão de cuidados médico-cirúrgicos e auditoria em saúde.

Vanderlúcia Ribeiro de Souza Lisboa
É mestre em Gerontologia (2018) pela Universidade Católica de Brasília (UCB); especialista em Clínica Cirúrgica (2015) pela Escola Superior de Ciências da Saúde (ESCS), na modalidade Residência; e graduada em Enfermagem (2010) pela UCB. Atualmente, é professora em cursos de graduação em Enfermagem e atua como servidora pública do Ministério da Defesa.

Moara Avila de Jesus Moreira
É mestre em Enfermagem (2017) pela Universidade Federal do Rio Grande (Furg); especialista em Docência em Enfermagem (2018), em Enfermagem em Urgências e Emergências (2017) e em Enfermagem em Unidade de Terapia Intensiva – UTI (2016) pela Faculdade Unyleya; e graduada em Enfermagem pela Furg. Atualmente, é doutoranda em Enfermagem na Universidade de Brasília (UnB) e servidora pública da Secretaria de Saúde do Distrito Federal (SES/DF). Tem experiência nas áreas de segurança do paciente, educação e vigilância em saúde.

Andréa dos Santos Albuquerque Van-dúnem
É mestre em Enfermagem (2020) pela Universidade de Guarulhos (UNG); especialista em Cardiologia em Enfermagem (2006) pela Faculdade de Medicina da Universidade de São Paulo (USP); e graduada em Enfermagem (2004) pelo Centro Universitário São Camilo. Atualmente, é doutoranda em Enfermagem na UNG, enfermeira em Unidade de Centro Cirúrgico no Hospital das Clínicas em São Paulo (FMUSP) e professora na Faculdade Estácio Carapicuíba. Tem experiência nas áreas de unidade de terapia intensiva, centro cirúrgico e educação.

Impressão:
Junho/2024